JN029460

そんな**自分いじめ**の
呪いを**解け**ば、
きっと**毎日**が**ラク**になる。

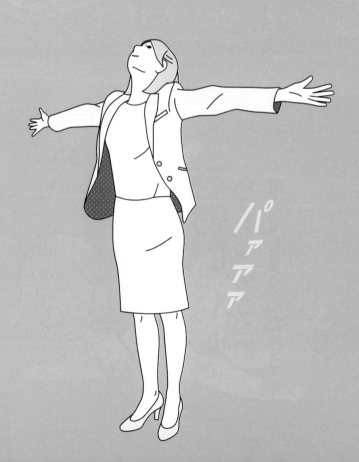

パ
ァ
ァ
ァ

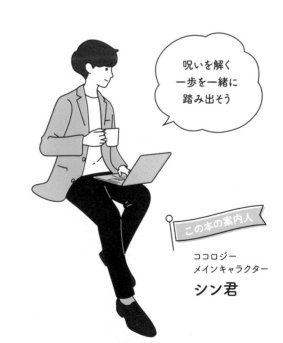

呪いを解く
一歩を一緒に
踏み出そう

この本の案内人

ココロジー
メインキャラクター

シン君

はじめに

　はじめまして！ ココロジーメインキャラクターのシンです。

　これからこの本を通じて、あなたのメンタルケアのお手伝いをさせてね。

　ココロジーは、主に Twitter や Instagram で活動しているメンタルケアメディアで、心理学の知識をもとに心が軽くなる情報を発信しているよ。

　いきなりだけど、みんなケガをしたり、風邪を引いたりしたら、休んで病院に行くよね？ でも心が傷つくと、「悪いのは私だ」とつい自分を責めてしまう人が多いと思う。

「何もできない私なんて生きている価値がないのでは？」
「すぐにイライラしてしまう自分が大嫌い」
「周りの人に比べてできない私はなんてダメな人間なんだろう」

　こんなふうに自分を責め出すと、その思考がよけいに自分を苦しめてしまうんだよね。

　この本のタイトルにある **「自分いじめの呪い」** とは、そんな **「嫌なことや悩みに直面したとき、つい自分で自分を苦しめてしまう思考や感情」** のことだよ。

　でも本来、自分いじめの呪いはあなたの心を守る機能でもあるんだ。じゃあ、なぜ心を守る機能が呪いになってしまうんだろう？

　心理学では、自分を責める感情は「自分の罪悪感や他人からの批判のダメージを減らす」役割があると言われているよ。

　つまり自分の心の中の「何か」からいじめられる前に、自分で自分をいじめてしまっている状態なんだね。

自分いじめの呪いの正体

　心の中でいじめてくる「何か」は特定の人というよりも、過去に親や友人と過ごした経験からつくられた「〜すべき思考」であるケースが多いよ。

　「〜すべき思考」とは、「何をやるにしても完璧であるべき」「人に嫌われないためにはいい子であるべき」など、いわゆる自分の中の固定観念みたいなものだね。

　こうした「〜すべき思考」を子どもの頃から無意識に刷り込まれてしまうと、大人になっても「呪い」となって心に棲みついてしまうんだ。

　「〜すべき思考」から自分を切り離すには、**「ダメな自分も OK」と思える思考**が大切だよ。「ダメな自分も OK」と思えることで、物事を「できる」「できない」だけで判断しなくなり、失敗しても安心感を得られやすくなるんだ。

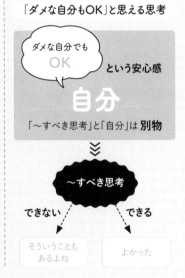

自分いじめの呪いの思考

ダメな自分は **ダメ**

〜すべき思考

自分

「〜すべき思考」と「自分」が**一体化**

できない　　　できる

私なんて
生きている
価値がない

よかった

「ダメな自分もOK」と思える思考

ダメな自分でも OK

という安心感

自分

「〜すべき思考」と「自分」は**別物**

〜すべき思考

できない　　　できる

そういうことも
あるよね

よかった

本書の内容

「でも、今さらダメな自分を認めるなんて難しいんじゃ？」と思うかもしれないけど、心配はいらないよ。

実は「自分いじめの呪い」は、その原因、つまり「〜すべき思考」を認識するだけでも少しずつ解けてくるんだ。

そこで本書は、人間関係や仕事、日常などに潜む「自分いじめの呪い」を解く方法を、ステップ1：原因を知る→ステップ2：呪いを解く心のクセづけの2ステップで紹介しているよ。

STEP 1 原因を知る

「自分いじめの呪い」に対する、代表的な原因のひとつを紹介しているよ。

原因を知ることで、自分の抱えている悩みや不安を客観視できるんだ。例えば「私の『完璧主義』は厳しい小学校教育で培われたのかもしれない」とわかれば、「完璧主義の呪い」と「自分の思考」とを分けて見れるよね。すると、「失敗してもそこまで気にしなくていいのかな？」と思えるきっかけになるんだ。

もちろん、ここで書かれた原因について「私の原因はこれじゃないな」と感じることもあると思う。

もしそういった違和感を抱いた場合は、ステップ2：呪いを解く心のクセづけを実践するだけでも大丈夫だよ。

STEP 2 呪いを解く心のクセづけ

原因について自己分析ができたら、次は呪いを解く心のクセづけをしてみよう。

ここでは、**簡単に実践できる対策や意識の変え方を紹介**しているよ。原因を知ったうえで、ゆっくり心のクセづけをしていくことで、あなたの毎日が少しずつラクになっていくはずだよ。

ダメな自分も受け入れるために

　本書では、心がしんどいときでも簡単にできる対策を紹介しているんだけど、簡単にできるからこそ、どうしても応急処置的な面があるんだ。

　さっき自分いじめの呪いを根本から解くためには、「ダメな自分も OK」という安心感をつくることが大切と言ったよね。でも、もちろん安心感はすぐにはつくれない。そこで、**自分の人生をライフストーリーとして紡ぐ作業が安心感を形成する手助けになる**よ。

　ライフストーリーとは、幼少期からの自分の人生を、経験をもとに物語として語ること。

　本書では、第1章〜第4章までは「自分いじめの呪い」の原因を振り返って「自分いじめの呪い」と「自分の思考」を切り離していき、第5章では、根本的対策のお手伝いとしてライフストーリーのつくり方を載せているよ。

　ひとつの呪いの原因（過去）を認識するのは一時的なストーリーだけど、人生そのものを物語として客観的にとらえられると、長期的なストーリーができて、この本に載っていないさまざまな呪いとあなた自身を切り離せるんだ。

　まずは目次を読んで、気になったところだけでも読んでみてね。

　自分の心を大切に振り返るだけで、少しずつ自分いじめの呪いが解けていく実感が得られるはず。

　この本を手に取ったあなたの毎日が少しでもラクになりますように。

CONTENTS

第2章

人間関係に潜む
自分いじめの呪い

第3章

仕事に潜む
自分いじめの呪い

第4章

日常に潜む
自分いじめの呪い

自分を知る練習ノート

本書の見方

自分いじめの呪い

不安や悩みの
シチュエーション

自分いじめの呪いの
原因や特徴

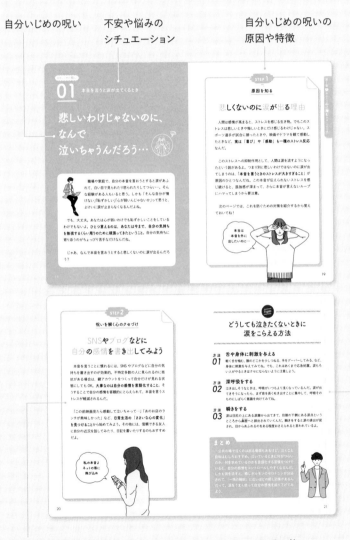

自分いじめの呪いを解く
簡単な対策や意識の変え方

その他
対策や豆知識

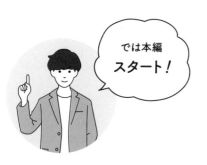

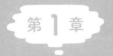

第 1 章

あなたの心に潜む

自分いじめの呪い

悲しいわけじゃないのに、なんで泣いちゃうんだろう…

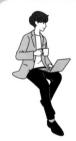

　職場や家庭で、自分の本音を言おうとすると涙があふれて、白い目で見られたり怒られたりしてつらい…。そんな経験がある人もいると思う。しかも「そんな自分が情けない」「恥ずかしい」「心が弱いんじゃないか」って思うと、よけいに涙が止まらなくなるんだよね。

　でも、大丈夫。あなたは心が弱いわけでも恥ずかしいことをしているわけでもないよ。**ひとつ言えるのは、あなたは今まで、自分の気持ちを無視するくらい周りのために頑張ってきたということ。**自分の気持ちに寄り添うのがちょっぴり苦手なだけなんだね。

　じゃあ、なんで本音を言おうとすると悲しくないのに涙が出るんだろう？

原因を知る

悲しくないのに涙が出る理由

　人間は感情が高まると、ストレスを感じる生き物。でもこのストレスは悲しいときや悔しいときにだけ感じるわけじゃない。スポーツ選手が試合に勝ったときや、映画やドラマを観て感動したときなど、**実は「喜び」や「感動」も一種のストレス反応**なんだ。

　このストレスへの抑制作用として、人間は涙を流すようになったという説があるよ。つまり別に悲しいわけではないのに涙が出てしまうのは、「**本音を言うときのストレスが大きすぎること**」が原因のひとつなんだね。この本音が伝えられないストレスを感じ続けると、孤独感が深まって、さらに本音が言えないループにハマってしまうから要注意。

　次のページでは、これを防ぐための対策を紹介するから覚えておいてね！

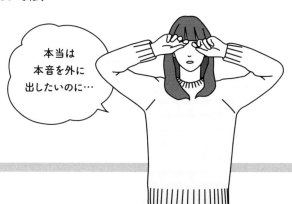

本当は
本音を外に
出したいのに…

呪いを解く心のクセづけ

SNSやブログなどに 自分の感情を書き出してみよう

　本音を言うことに慣れるには、SNS やブログなどに自分の気持ちを書き出すのが効果的。不特定多数の人に見られるのに抵抗がある場合は、鍵アカウントをつくって自分だけが見れる状態にしても OK。**大事なのは自分の感情を言語化すること**。そうすることで自分の感情を客観的にとらえられて、本音を言うストレスが軽減されるんだ。

　「この前映画見たら感動して泣いちゃって…」「あのお店のランチが美味しかった」など、**日常生活の「ささいな心の変化」を見つけること**から始めてみよう。その他には、信頼できる友人に自分の近況を話してみたり、日記を書いたりするのもおすすめだよ。

私の本音よ
ネットの海に
飛び込め

どうしても泣きたくないときに 涙をこらえる方法

方法 01 舌や身体に刺激を与える

軽く舌を噛む、腕のどこかを少しつねる、手をグーパーしてみる、など、身体に刺激を与えてみてね。でも、これはあくまで応急処置。涙もろい人がやるときはクセにならないように注意しよう。

方法 02 深呼吸をする

泣き出しそうなときは、呼吸がいつもより浅くなっているんだ。涙が出てきそうになったら、まず息を長く吐き出すことに集中して、呼吸そのものにしばらく意識を向けてみてね。

方法 03 瞬きをする

涙は目尻の上にある涙腺から出てきて、目頭の下側にある涙点というところから鼻腔へと排出されていくんだ。瞬きをすると涙の排出が促され、目からあふれるのをある程度おさえられると言われているよ。

まとめ

公共の場で泣くのは困る場面もあるけど、泣くこと自体はむしろおすすめ。泣いているときに何がつらいのか、何を求めているのかを言語化する習慣をつけていると、自分の感情をコントロールしやすくなるんだ。しかも涙を流すと、癒しホルモンのセロトニンが分泌されて、「一晩の睡眠」に近いほどの癒し効果があるんだって。涙をうまく使って自分の感情を掘り下げてみよう。

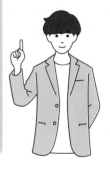

02

ネガティブ思考がやめられないとき

なんで私はいつも
ネガティブに考えて
しまうんだろう…

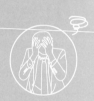

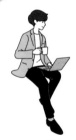

　何かをやる前から「ダメに決まってる」とネガティブに考えてしまうことってあるよね。でも、ネガティブ思考は悪いことばかりではないよ。人間にはネガティブな情報に優先的に注目する「**ネガティビティ・バイアス**」という特性が備わっているんだ。

　この特性が、旧石器時代から変わらずに僕たちを危険から守っているとも言える。だって常にポジティブ思考だったら、不測の事態にも対処できないし、反省もないから何も学習できないもんね。

　しかもいろいろなリスクを想定できるネガティブ思考のほうが仕事で高いパフォーマンスが出せるという調査もあるよ。だから、ネガティブ思考にならないようにするよりも、**ネガティブ思考とうまく付き合っていくのが大事**なんだ。

STEP 1

原因を知る

ネガティブ思考の原因

　ネガティブ思考に悩むあなたはいつから自分がネガティブ思考だと自覚したかな？　もしかしたら「小さい頃に嫌なことを言われて」「あのときこんな失敗をして」など、思い当たる節があるかもしれない。

　ポジティブかネガティブかって、後天的なものだと思われがちだけど、**実は遺伝の部分も大きい**んだ。もちろん自己肯定感の低さからくる後天的なネガティブ思考もあるけど、いきなり思考のクセを真逆にしようとしても難しいよね。

　アメリカ・ミシガン州立大学の実験では、ネガティブ思考の人に「前向きになれ」と言うと逆に悲観的になることがわかってるよ。つまり、**無理やりポジティブ思考になろうとしても逆効果**なんだ。

　次のページではネガティブ思考を受け入れてうまく付き合っていくコツを紹介するから試してみてね！

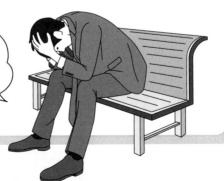

ネガティブ思考の
沼から
抜け出したい！

呪いを解く心のクセづけ

ネガティブな自分を客観視しよう

　ネガティブ思考になったときは、自分を責めず、「ああ、今ネガティブになってるな〜」と**客観的に自分の感情を認識する**ことから始めてみてね。

　簡単な方法としては、**ネガティブ思考の最後に「と私は思った」をつける**こと。「どうせ私なんて…と私は思った」みたいにね。慣れてきたら、思考を三人称にしてみるのもおすすめ。「今、○○さんはネガティブになっているな」と、自分のネガティブな状態を客観的に描写してみて。

　三人称で心の中を語ると、感情に関する脳の部位の活動が和らいで気持ちがラクになるという研究もあるよ。まずはネガティブになっている自分に気づいて、その感情を少しずつ受け入れていくクセをつけていこう。

もし明日宇宙人が
攻めてきたら
どうしよう…
と私は思った

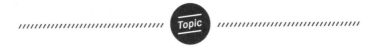

寝る前のネガティブ思考はNG

　寝る前って「今日はこんな嫌なことがあった」「あのときこうしていればよかった」など、その日のアレコレ反省会をしちゃうよね。でも、記憶は睡眠によって定着するんだ。**ネガティブな思考のまま寝ると、さらに嫌な記憶を思い出しやすくなるよ**。ヤケ酒も嫌な記憶を強化する働きがあるから要注意。

　だから寝る前はお笑い動画を見る、リラックスする音楽を聴く、アロマや軽い体操をする、友人と話す、AIと話すアプリで遊ぶなど、**五感を活用してリラックスする**時間をつくってみてね。

まとめ

　ネガティブ思考の人は、危機管理能力や想像力が高い人とも言えるんだ。だから無理にポジティブになろうとせず、ネガティブ思考を長所にしたり、寝る前だけ控えてみたりと、うまく共存していけたら素敵だよね。ネガティブ思考の自分に折り合いをつけるのは時間がかかるけど、勇気を出して、少しずつ自分を大事にしていこう。

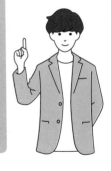

03

嫌な記憶を思い出してしまうとき

なんで私は嫌なことばかり思い出しちゃうんだろう…

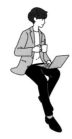

　人生には、嬉しいことや悲しいことがあるけど、つい嫌な記憶ばかりを思い出してしまうときがあるよね。そんな嫌な記憶を思い出して、気分が落ち込んだり、自己嫌悪に陥ったりして苦しんでいる人もいると思う。でも実は、**人間には嫌な記憶を忘れるスキルが備わっている**んだ。

　イギリス・ケンブリッジ大学のマイケル・アンダーソン博士によると、**忘れるスキルには2つの方法がある**よ。その方法を使って、意図的に嫌な記憶を忘れる練習をしていこう。

　特定の物事を忘れる能力には個人差があると言われているけど、忘れるスキルを身につければ、きっともっとラクになれるはず。ここでは、そんな「忘れるスキル」について詳しく紹介するね。

原因を知る

嫌な記憶が消えない理由

　嫌な記憶って、どうしてなかなか消えないんだろう。これには、**人間の脳の働きを司る「扁桃体」と「海馬」が関係してい**るんだ。扁桃体は、人間の感情をつくり出す部分。特に不安や恐怖を感じると活性化すると言われているよ。

　海馬は、記憶や学習能力に関連していて、五感から入った情報が集められる部分。海馬はストレスにとても弱くて、ダメージを受けると働きが悪くなって記憶力が低下してしまう。この扁桃体と海馬は隣り合って連動しているから**不安や恐怖を感じて扁桃体が活性化すると、海馬にストレスがかかり嫌な記憶を思い出してしまう**んだ。そして海馬の働きが悪くなって記憶力が低下すると、現在と過去の区別がつかず、まるで今それを経験しているかのように感じてしまうというわけ。

　つまり、**嫌な記憶を思い出す正体は「脳」にある。**だから嫌な記憶が消えないのは心の問題というよりも、脳や身体の働きなんだ。

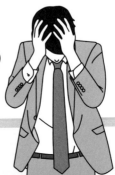

嫌だ！
もう思い出したくない！
早く消えろ！

呪いを解く心のクセづけ

記憶をオフにするスイッチをつくろう

　嫌な記憶は「嫌だ！もう思い出したくない」「早く消えて！」と感情で止めようとすればするほど、脳にストレスがかかり次々と嫌な記憶を思い出してしまうものなんだ。つまり感情を使うことは逆効果。だから、感情と関連しない「行動」で止めよう。

　もしあなたの中に嫌な記憶がよみがえってしまったときは、「**アブラカダブラ」と呪文を唱えてみたり、挙手してみたり、手を叩いてみたりするなどしてみて。**これは忘れるスキルのひとつ、「直接置換」というテクニックだよ。

　こうした記憶をオフにする行動のスイッチを自分なりにつくっておくことで、徐々に嫌な記憶を切り離していけるんだ。

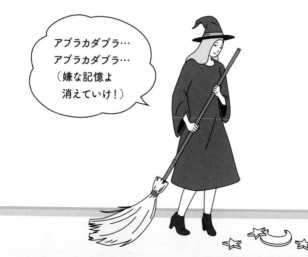

アブラカダブラ…
アブラカダブラ…
（嫌な記憶よ
消えていけ！）

嫌な記憶をポジティブな記憶に
変える練習

嫌な記憶を思い出すときって、きっかけとなるトリガーがあるよね。例えば、「綾波レイを見るたびに元カノを思い出してしまう」なんて場合。この場合は「**綾波レイ**」＝「**嫌な記憶を思い出すトリガー**」となるよ。

そういうときは綾波レイというトリガーを「元カノ」ではなく「推しコスプレイヤー」といった自分にとってポジティブなものに変換するんだ。それが忘れるスキルのもうひとつ、「思考置換」という方法だよ。これは、**トリガーを別のポジティブなものに変換する**テクニック。

無意識なトリガーもあるけど、認識できているトリガーがあればこの練習をしてみるのも効果的だよ。

まとめ

これが「忘れるスキル」の2つの方法だよ。使えそうなものはあったかな？ 嫌な記憶をすべて消し去るのはなかなか難しいけど、過去に振り回されず毎日穏やかに生きたいよね。でももし嫌な記憶を思い出すことで日常生活に支障が出たり、身体に異常が出る場合は、すぐに専門家やカウンセラーに直接相談して話を聞いてもらってね。みんなの嫌な記憶が少しずつ消え去りますように！

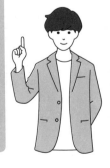

04

無気力な日が続いているとき

やれることもできることもない私なんて生きている価値がないのでは？

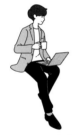

「必死に努力しているのに全く結果が出ない」「精一杯相手に尽くしているのに何の見返りもない」。

こんなとき、「自分は無力だ」と感じて、何に対してもやる気が起きなくなる無気力状態に陥ることが人生にはときどきあるよね。

そんな無気力状態に陥っているときは、きっと仕事や勉強、恋愛など何かを頑張りすぎているんじゃないかな。人間は**長い時間逃げられないストレスを感じ続けると、心が疲弊して、そこから逃げる努力をしなくなってしまう**よ。でもどんなに頑張っていても、ストレスで無気力になってしまったら元も子もないよね。

ここでは無気力状態に陥りやすい人の特徴と対策を紹介するね。

原因を知る

無気力状態になりやすい人の特徴

特徴
01

よい睡眠が取れていない人

睡眠中には、脳内で人間のやる気に関わるセロトニン・ドーパミン・アドレナリンといった物質が分泌されるんだ。そのため、仕事や家事が忙しくて睡眠サイクルが乱れていたり、睡眠をおろそかにしていたりすると、ストレスを感じやすくなり無気力状態に陥りやすくなるよ。

特徴
02

完璧主義やいい人だと思われたい人

自分のダメな部分を受け入れるのが苦手で、理想が高い傾向にあるから、自分が決めた目標を達成できないと自分を責めてしまうんだ。そういったストレスが蓄積して、無気力状態に陥ってしまうケースが多いよ。

　次のページでは、無気力状態から抜け出すための対策を紹介するね。

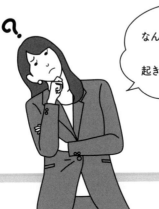

なんでこんなにも
やる気が
起きないんだろう

呪いを解く心のクセづけ

本気でサボることを意識しよう

　無気力状態から抜け出すには、「**本気でサボる**」ことが大事。特に完璧主義の人は「サボること＝悪」といったイメージを持っている人が多いよね。でも、**サボるのは決して悪いことではなく、蓄積したストレスをリセットする大事な行動**なんだ。

　また、「頑張る」と「サボる」のメリハリをつけていくことで、「いつまで休んで、いつから頑張る」といった計画性も上がっていくよ。

　サボるときは、勉強や仕事などのことは一切考えないようにしよう。

　ゆっくりお風呂に浸かるとか、趣味に没頭するのもいいね。

　このような時間を意識してつくっていくことで、**自分を受け入れ、大切にするマインドが育っていき、無気力状態に陥りにくくなる**んだ。

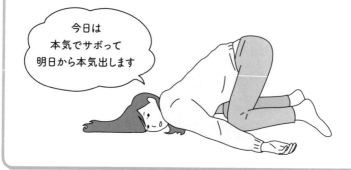

今日は
本気でサボって
明日から本気出します

小さな成功体験を意識してみよう

　無気力状態に陥りにくくなる、もうひとつの方法は「**成功体験を味わう**」こと。成功体験と言っても、小さなことで大丈夫。

　例えば、デスクを整理する、いらないものを断捨離する、1ページだけでも本を読むなど、自分ができそうな目標を掲げて、それをクリアしてみてね。

　こういった「**自分の行動が何かしらの結果に結びつく経験**」を積み重ねることで少しずつ自信を取り戻すきっかけになって、**新しい物事に意欲が湧きやすくなる**んだ。

まとめ

　完璧主義や他人からいい人だと思われたいってことは、あなたが真面目で一生懸命頑張っている証拠。それは素敵だけど、無気力状態に陥ってしまうと人生をムダにしている気がしてつらいよね。

　誰だって人生には、無気力状態に陥る時期もある。でもそんなときこそ、「頑張る」と「サボる」のメリハリをつけて自分の身体と心を大切にして生きていこう。

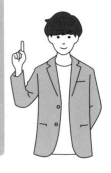

なんで私は
怒りをコントロール
できないんだろう…

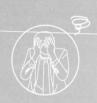

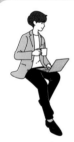

　「腹が立つ出来事があって、人や物に八つ当たりしてしまった」「一度イライラするとずっと引きずってしまい、仕事や家事に集中できず、夜も眠れなかった」。

　このように、怒りの感情をコントロールできず、困った経験ってない?

　でも時間がたって冷静になると「なんであんなことで怒ってたんだろう」と自分を責めて、後悔することも多いよね。

　怒りの感情を抱かずに生きていくのは難しいけど、**怒りをコントロールする方法を覚えれば、人との衝突やイライラした気持ちを引きずるムダな時間が減って、肩の力を抜いて生活していける**はず。

　ここでは怒りのメカニズムと、怒りをコントロールする方法を紹介するね。

原因を知る

怒りのメカニズム

「怒り」はマイナスの感情だと思われがちだけど、生きていくために必要不可欠な感情でもあるんだ。心理学において「怒り」は、**「自分を守るための感情」**だと言われているよ。

怒りには、悲しみや不安などの感情も含まれていて、生きていく中で少しずつ心に蓄積していくんだ。でも人間の心には人それぞれに決まった容量があるから、心がキャパオーバーしてしまった結果、「相手にどなる」「手を出してしまう」といった形で怒りが表にあふれてしまうんだね。

でも、怒りが容量に達しても、適切に怒りを表現する機会があるとは限らないよね。そうなると、ストレスだけが溜まる一方で、心と身体に不調が生じる可能性が高くなるよ。つまり**人間は怒りを吐き出すことで心身の健康が保たれている**とも言えるんだ。

ここで言う「怒りをコントロールする」とは、怒りをおさえる方法ではなく、怒りを上手に外に吐き出す方法ととらえるのが適切かもしれないね。次のページで具体的な対策を見てみよう。

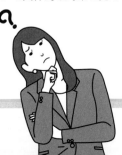

どうしたら怒りを
上手に
吐き出せるの?

呪いを解く心のクセづけ

怒りはできるだけ具体的に吐き出そう

　怒りを相手に伝えるときって、「ありえない」「ムカつく」などの言葉ばかりを、つい言いたくなっちゃうよね。でも「ありえない」「ムカつく」といった**抽象的な言葉**だけだと、「**自分がなぜ怒っているのか**」が相手に理解してもらえず、**衝突してしまう**可能性が高いんだ。

　大事なのは、できるだけ怒りを具体的に吐き出すこと。例えば「**どんなことに自分は怒りを感じたのか**」「**相手にどんな対応をしてほしかったのか**」を落ち着いて相手に伝えてみよう。

　そうすることで、自分の気持ちの整理ができてストレスを溜め込みにくくなるし、相手にも伝わりやすくなるので、人間関係がスムーズになっていくよ。

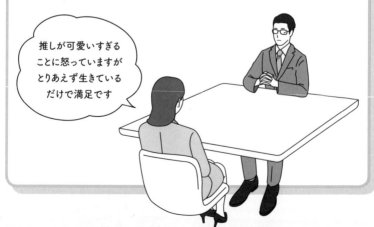

推しが可愛いすぎる
ことに怒っていますが
とりあえず生きている
だけで満足です

どうしても怒りが
爆発しそうなときの対処法

対処 01 違うところに意識を向ける

衝動的な怒りが生じたときは、まずはその怒りから意識をそらそう。例えば、数字をイメージして 8.7.6 と逆算したり、目をつむって深呼吸をしたりするのがおすすめ。時間をかけて息を吐くと副交感神経が優位になり、リラックスしやすくなるんだ。

対処 02 五感を刺激する

対処 01 で効果が薄い場合は、怒りを強制的にシャットダウンしよう。好きな香りを嗅ぐのもいいし、壁のシミをひたすら探してみるのも効果的。このように五感をフル活用すると、怒りから意識をそらしやすくなるんだ。

まとめ

怒りは、私たちの人生から切っても切り離せない感情なんだ。だからこそ上手に吐き出しながら、うまく付き合っていきたいよね。できるだけ具体的に怒りを伝えることで、自分も周囲も変化していくはずだよ。

ただ、どうしても怒りを吐き出してはいけない場面もあると思う。そんなときは上記の対処法を試してみてね。

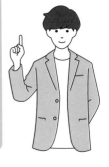

06

周りの目を
気にしすぎてしまうとき

誰にも嫌われないように
できるだけ
周りに合わせなきゃ

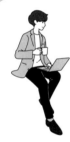

　みんな少なからず、周りの目を気にしてしまうことはあるよね。学校や会社など社会の中で生きていればなおさら、「他人からどう見えるか」を考えるのは大切な視点のひとつ。だって、誰かと一緒に過ごすからには、相手の立場に立った身だしなみや共感性は、人と関係を築くうえで重要なポイントになるからね。

　でも、周りの目を気にしすぎると、自分の意見が言いづらくなったり、周りに同調しようと気を遣いすぎたりして、心が疲れちゃうよね。そういうタイプの人は、**「他人から嫌われたくない」「怒られたくない」**といった感情が最優先されるから、**「自分の意見を伝えるのは我慢しなきゃ」**と、心の中で自分を追い詰めてしまっているんだ。

　ここでは周りの目を気にしすぎてしまう原因と対策を紹介するね。

原因を知る

周りの目が気になってしまう原因

周りの目を気にしすぎてしまう人の共通点は、**幼い頃に親や周りの人から何かと行動をジャッジされたり、過干渉をされたりする環境下にいたこと**が挙げられるよ。例えば、テストで 100 点を取れないと、「あの子はできるのに、なんであんたはできないの？」と怒られたり、責められたりした思い出を持っている人もいるんじゃないかな？

そんな窮屈な環境で育って、本当の自分をさらけ出せる経験をしていないと、「他人は自分に評価を下して、傷つける存在」として認識してしまうんだ。そのため、人から傷つけられないように、「〜しなきゃ」と心の中で自分を駆り立てる状態をつくるクセができてしまうんだね。その **「〜しなきゃ」という思い込みを、心理学用語では、「ドライバー」と呼んでいる**よ。このドライバーが強ければ強いほど周りの目が気になってしまうんだ。

ではドライバーを手放すにはどうしたらいいんだろう？

Keyword

● ドライバー

心理学者のテイビー・ケーラーが提唱した、子どもを行動に駆り立てるメッセージのこと。ドライバーには、「完全であれ」「努力せよ」「急げ」「喜ばせろ」「強くあれ」の 5 つがあり、親や周りの大人の言動によって形成されることがわかっている。

呪いを解く心のクセづけ

自分の現在の気持ちに
目を向けよう

「〜しなきゃ」というドライバーが働いているときは、「こうしないとあの人に怒られるかもな」「これをやったらあの人に悪口を言われるかもな」など、未来に対して意識が向いている状態なんだ。

つまり「周りの目を気にしている状態」は、いわば「**自分の中の傷ついた経験からつくられた想像上の相手を気にしている状態**」と言い換えることもできるね。

「〜しなきゃ」と自分を駆り立てることで、一時的には傷つかずに済むかもしれないけど、少しずつでいいから「**いま自分はどうしたいのか**」という自分の現在の気持ちを見つめて、**それに従って動くクセをつけていこう。**

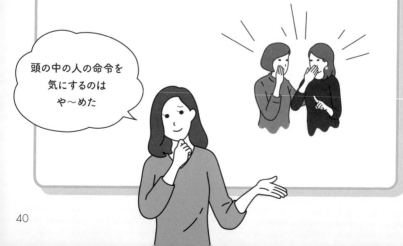

頭の中の人の命令を
気にするのは
や〜めた

自分の現在の気持ちを見つめるのに効果的な瞑想

　瞑想は非科学的なイメージがあるけど、実は科学的に脳の構造が変化することがわかってるんだ。アメリカのハーバード・メディカルスクールの研究で、**平均27分の瞑想を1日1回、8週間行った結果、脳の自己認識に関わる領域の密度が高まった**んだって。

　やり方は簡単。まずリラックスした状態で座って姿勢を正そう。次に目を閉じたら、息を5秒吸って、5秒吐くといった具合で呼吸に意識を集中してみて。このとき無理に頭を空っぽにしなくても大丈夫。もし意識がそれて別のことを考えだしたら再度呼吸に集中してみよう。

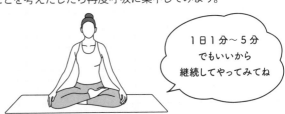

1日1分〜5分
でもいいから
継続してやってみてね

まとめ

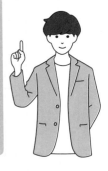

　フランスの哲学者ミシェル・ド・モンテーニュは、「他人から見て『幸福そうにしている人』ではなく、自分自身で『私は幸福だ』と実感できている人が幸福である」と言っているよ。周りの目を気にして幸せそうに振る舞っても、本心では幸福を実感しにくいのかもしれないね。みんなもドライバーを手放して、自分の気持ちに正直に生きていこう。

07 どこにいても孤独を感じるとき

孤独なのは私の容姿や
性格に問題がある
からなんじゃないか?

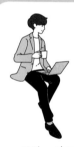

　　　人と関わる機会が減ったり、長い間独り身でいたりすると「自分はこのままずっと1人で生きていくのかな」と、ふいに孤独を感じて不安になることがあるよね。そんなときに、**孤独の原因は自分の容姿や性格に問題があるからなんじゃないか? と自分を責めてしまうとさらに不安が大きくなるもの。**

　でも一方では、1人でいることに何の不安も感じず平気な人もいる。例えば、Aさんは「一生1人の孤独な人生なんて考えられない」と思っているけど、Bさんは「1人で暮らすってなんて自由で居心地がいいんだろう」と思っているといったようにね。

　　　このように、孤独に対する感覚は千差万別だけど、孤独を感じやすい人の特徴を知れば、自分なりの孤独解消法が浮かびやすくなるよ。

STEP 1

原因を知る

孤独を感じやすい人の特徴

特徴 01

「自分は人とは違う、変わっている」と思い込んでいる人

自分を特別視することは、人とのつながりを切り離して自分を守る効果があるんだ。ただプライドや自己イメージを守る分だけ寂しさや孤独を感じやすくなるよ。

でも人はみんな違う面もあれば共通する面もあるよね。100％合う人に出会うのは難しいけど、「この部分は合うな」と思える人はきっといるはず。孤独になりにくくするためには、相手との共通する面に注目する姿勢が大切だよ。

特徴 02

偽りの自分で人と接している人

例えば本当の自分は陽気で人懐っこいのに、学校や職場では大人しい偽りの自分を演じてしまう場面があるよね。もちろん、状況に応じて本音を隠したり、その場で求められた役割を演じたりするのは誰にでもあるけど、「偽りの自分」でしか人と接することができなくなると、周りに合わせれば合わせるほど本当の自分がひとりぼっちになって孤独を感じやすくなるんだ。

家族や友人、恋人など、身近に本当の自分をさらけだせる人がいればいいけど、そういった人が身近にいない場合は、次ページの対策を実践してみてね。

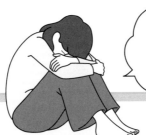
どうしたら孤独を感じずに生きていけるんだろう…

呪いを解く心のクセづけ

ぬいぐるみや抱き枕を
抱きしめてみよう

　人とハグをすると愛情ホルモンと呼ばれる「オキシトシン」が増加するんだけど、なんとこれ、**ぬいぐるみを抱きしめても同様の効果がある**んだ。

　オキシトシンは孤独や不安を和らげるだけでなく、幸せを感じる効果もあるから、どうしようもない孤独に襲われたらぬいぐるみや抱き枕など、なんでもいいから抱きかかえられるものを抱きしめてみてね。犬や猫を飼っている人はペットをハグしても効果があるよ。

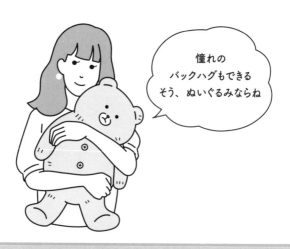

憧れの
バックハグもできる
そう、ぬいぐるみならね

人と一緒にいても 孤独を感じるのはなぜ？

「友達と話しているのになぜか寂しさを感じる」「人の輪の中にいるのにひとりぼっちの感覚になる」。このように**孤独は決して1人でいるときだけでなく、人と一緒にいても感じる**んだ。

アメリカ・マサチューセッツ工科大学の研究で、「孤独」の感情に関係すると見られる脳の部位が判明。その部位は「背側縫線核（はいそくほうせんかく）」と呼ばれているよ。

人間は一度孤立状態になると、この部位が活性化することがわかったんだ。しかもその後に集団の中に戻っても、さらに活性化してしまうんだって。

つまり**孤独を感じたときに、無理に人と一緒にいようとするのは孤独をより増長させてしまう**とも言えるから気をつけよう。

まとめ

「自分は人とは違う、変わっている」と思い込んでいる人や偽りの自分で人と接している人は孤独を感じやすいと書いたけど、いわば孤独は「本当の自分で他人とつながりたい」気持ちのアラート機能とも言えるんじゃないかな。少しずつでいいから、自分の本音や素顔をさらけだして生きていけたらいいね。

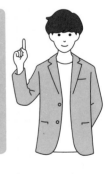

45

これぐらいはできて当たり前！何事も完璧にこなさなきゃ！

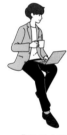

　「これぐらいはできて当たり前」「何事も完璧にこなさなきゃ」「絶対にミスしちゃダメだ」。

　何をするにしてもこういった考えに支配されてしまう完璧主義の人だけど、心の中では「もう少しラクに生きられればいいのに」と感じることもあるよね。

　「理想を高く持つ」のは、まったく悪いことじゃないよ。ただ、その理想が高すぎるがゆえに、自分に必要以上の負荷をかけてしまうのは危険だよ。

　心理学では、**「理想と現実とのギャップ」**が大きい人ほど、うつ病になりやすいと言われているんだ。

　では、完璧主義を手放すにはどうしたらいいんだろう？

STEP 1

原因を知る

完璧主義になりやすい人の特徴

　完璧主義を手放すには、なぜ自分が完璧主義になってしまうのかを、まずは考えてみよう。その原因は人それぞれ違うけど、過去に完璧であることを周囲に求められたり、失敗したらひどく責められたりした経験を持つ人が、完璧主義になりやすいと言われているよ。

　このような状況下にいた人は、自己肯定感が育たないケースが多く、**自分に自信が持てないから、どこまでやっても満足できず、終わりがないん**だ。だから、**やればやるほど不安がどんどん大きくなるし、願望も大きくなる**。このような考えが、完璧主義の呪いを生んでしまうんだね。

　次のページでは、そんな呪いを解く方法を紹介するね。

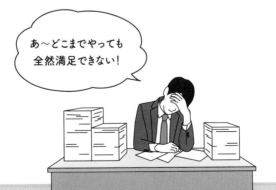

あ〜どこまでやっても
全然満足できない！

呪いを解く心のクセづけ

理想より最低ラインに 目を向けてみよう

　完璧主義の人は、**自分ができるかどうかわからないマイルール（理想）を設定してしまいがち。**

　自分の100％以上の理想を追い求めると失敗する確率も上がるから、マイルールばかりを見ていたら生きるのがつらくなってしまうんだ。

　完璧主義の呪いで自分を苦しめないためには、まず「最低ライン」がどこなのかも知っておこう。自分の能力やその日の体調に合わせて、「どこまでできれば十分か」といった**最低の基準をつくっておくことで、マイルールだけにとらわれることが少なくなる**はず。このように思考の矢印を下に向けていくクセをつけるのが完璧主義の呪いを解く第一歩だよ。

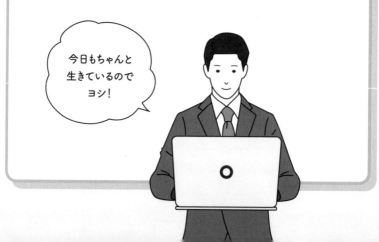

今日もちゃんと
生きているので
ヨシ！

「最低ライン」を受け入れる練習

　今まで長い間マイルールにとらわれてきた分、急に「最低ライン」を受け入れるのは難しいよね。だからマイルールにとらわれそうになったときは、**脳内で反論する練習**をしてみよう。

　例えば、「テストで 100 点を取らなければいけない」と思っているとしたら、**「テストで 100 点を取らなければ世界が滅ぶのか→それはない」**など、**大袈裟に「最低ライン」を設定してみる**のがポイント。ユーモアを持って自分と向き合うことでマイルールの視点が変わり、心に余裕が生まれていくよ。

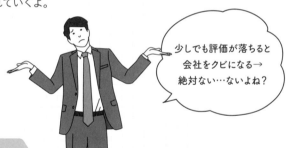

少しでも評価が落ちると
会社をクビになる→
絶対ない…ないよね？

まとめ

　完璧主義は悪いことではないし、自分の理想や基準は大切にすべき部分。でも、その理想が高すぎて心が苦しくなってしまったり、身体を壊してしまったりする場合は、今回の対策を実践しつつ、「完璧じゃなくてもいい場合もあるかも」と自分の最低ラインに目を向けて、少しずつ受け入れる練習をしていこう。

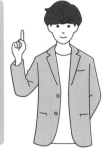

緊張しちゃダメ！
落ち着け…

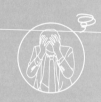

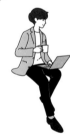

　自己紹介やプレゼン、試験とかって、ものすごく緊張しちゃうよね。でも、大事な場面で緊張するのは当たり前。むしろ「ちゃんとしなきゃ」「いいことを言わなきゃ」と自分のベストを尽くそうとしている証拠だよ。いつも頑張っててすごい！

　かといって、緊張したままだと本領発揮できないと思って「緊張しちゃダメ」と自分に言い聞かせている人も多いんじゃないかな。実は、**緊張したときに「落ち着け…」と考えるのは逆効果**。よけいに緊張が悪化してしまうことが研究でわかっているんだ。

　じゃあどうすればいいのか？　ここでは人が緊張するメカニズムと、すぐに試せる簡単な対策を紹介するよ。

STEP 1

原因を知る

なぜ人は緊張するのか？

前述したけど、「ちゃんとしなきゃ」と思うほど緊張しちゃうものだよね。初心者や練習が足りていない人ほど緊張しやすいのは、「できない自分」イメージと「理想の自分」イメージが**一致していないから**なんだ。

「理想の自分」を演じるために無理やり緊張を隠そうとすると、ますます自分にばかり注意が向いて、その自意識がさらに不安を強くしてしまうよ。そして不安が強くなるほど、赤面や震えなどの身体反応が高まって、結果的に頭が真っ白になったり、うまく話せなくなったりして悪循環に陥ってしまうんだ。

これじゃあ、ますます「自分は緊張しがちだ」という「できない自分」イメージが強まってしまうよね。そんなときは「できない自分」を受け入れて、「そこそこの自分」にイメージ変換する練習をしていこう。

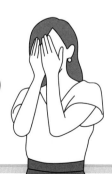

あー失敗したら
どうしよう

呪いを解く心のクセづけ

感情の解釈を変えよう

　アメリカのハーバード・ビジネススクールの研究で、テストやスピーチなどの緊張する場面でさまざまな言葉をつぶやいてもらったところ、「**私は興奮している**」とつぶやくのが最も緊張を和らげるのに効果的だとわかったんだって。

　これは、感情の解釈を変えることでマイナス感情を減らす「リアプレイザル」という方法だよ。不安と興奮の感情は、脳がほぼ同じように認識してしまうんだ。そんな脳の特性を逆手にとって緊張しているときに、あえて「**興奮している**」と口にすることで、緊張による不安を「楽しさ」や「挑戦」といったワクワクした感情に変えられるんだ。

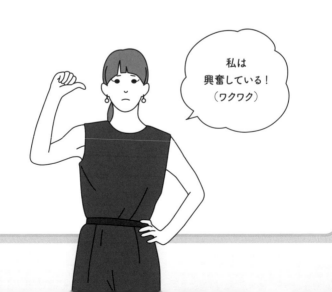

私は
興奮している！
（ワクワク）

すぐできる！
緊張を和らげる方法

方法 01 **身体を動かす**

緊張は自然な防衛本能で、交感神経が活性化して身体を臨戦態勢にさせるんだ。「緊張しない」のは難しいけど、心と身体は表裏一体。まずは身体の緊張を先にほぐしてあげよう。バンザイや、少し上を向いて視線を外してみるなど身体を開く行動を取ると心の緊張も和らいでいくよ。

方法 02 **自分以外のものに注意を向けたり、他人と緊張を共有する**

緊張すると「自分がどう見られているか」ばかり気になるよね。そんなときは、ひたすら自分以外のものに注意を向けよう。「観客の人が着ている洋服をチェックする」でもいいし、「実は緊張しています」「人前で話すのって緊張しますよね」といった、不安な気持ちを自分から周りの人に素直に伝えてみるのも効果的。

まとめ

「いつも緊張して本番で失敗する…自分はダメだ」と落ち込むのも、それだけ真剣に取り組んでいる証拠。でも「緊張してはいけない」「絶対に隠し通さなければならない」と思う必要はないし、ベストパフォーマンスを引き出すには適度な緊張は大切なんだ。緊張や不安感を「楽しさ」や「挑戦」といったワクワクした感情に変えたり、身体を動かしたりして味方につけよう。

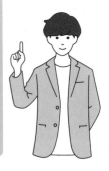

10

毎日が退屈に感じるとき

私って
一生懸命生きて
いないのかな？

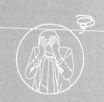

　いつも仕事や家事に追われていると、毎日が同じ作業の繰り返しで退屈に感じるよね。休息はきちんと取っていても、気づくと昔好きだった趣味が全然楽しめないと感じたり、新しいことに意欲が湧かなくなったりしてしまうもの。

　でも、**毎日が退屈に感じるのはあなたが怠け者だからじゃなくて、今できることをやりきっている証拠**。「いやいや、私は何もできていないけど？」と思うかもしれないけど、今の生活だって慣れるまでは大変だったはずだよ。人間の脳は目の前の物事を効率化するのが得意だから、放っておくとすぐルーチン化しちゃうんだ。だからもし今、毎日が退屈に感じていても、自分を責める必要はないよ。

　まずは少しずつ脳に刺激を与えて、生き生きとした感情を取り戻そう。

STEP 1

原因を知る

脳と欲求の関係

　人間の脳は、新しい刺激や経験と、それを自動化するのが大好き。例えば、子どもの頃に自転車に乗る練習をすると、最初は何度も転ぶよね。でも、そのうち無意識でも乗れるようになると思う。このように脳は行動をパターン化できると、放っておいても自動化してくれるんだ。

　でも、例えば趣味の「映画鑑賞」を楽しむ特定の脳領域にずっと新しい刺激がないとするよね。すると、その脳領域の「新しい刺激が欲しい」という欲求自体が弱まっていくんだ。
　つまり毎日が退屈に感じるのは、「脳が欲求を閉じ込めている」状態だからなんだね。
　でも大丈夫。ちょっとしたきっかけで欲求は復活できるから安心してね。

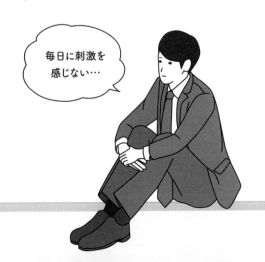

毎日に刺激を
感じない…

55

呪いを解く心のクセづけ

「正しい退屈」で エネルギーを蓄えよう

脳の欲求を解放するには「何もしないをする」正しい退屈時間を取り入れてみよう。**刺激のないぼーっとしている時間によって、脳が自ら刺激をつくり出そうとするんだ。**試しに下の2つを実践してみてね。

❶ SNSを1日やめる

脳にとってよくないのは、意識が次々に飛び移る退屈時間。さまざまな情報に注意が移るSNSは脳が疲れてしまうよ。週に1度はSNS休息日を取ってみてね。それが難しい人は、休憩中や電車の中でのスマホ確認だけでもやめて、「何もしない」を意識してみよう。

❷ 集中しなくていいことをする

ソファで目を閉じたり、近所をぶらぶら散歩したり、集中する必要のない休憩を1日の中に5分でも取り入れてみよう。生活にメリハリができて、欲求を取り戻しやすくなるよ。

今は欲求を
取り戻すための
回復期間です

行動で脳の刺激を促す方法

簡単な行動でも脳に新しい刺激を与えることができるよ。例えば**利き手と逆の手を使うだけで、脳の欲求を司る神経が刺激されて、欲求を取り戻しやすくなる**と言われているんだ。

利き手が右手なら左手を、左手なら右手を使って、歯磨きやパソコンのマウスを持ったり、ドアを開けたりしてみてね。

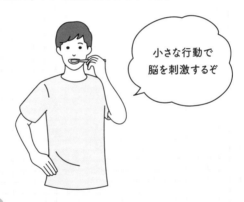

小さな行動で
脳を刺激するぞ

まとめ

退屈を感じがちな人は怠け者じゃないよ。小さい頃からいい子でいようとする真面目な人が多いんだ。ひとつの物事を頑張りすぎているがゆえに、そのほかの欲求が弱まってしまい、退屈を感じてしまうんだね。でも、欲求を取り戻すのは難しいことではないよ。少しずつ脳に刺激を与えていけば、埋もれていた欲求がよみがえっていくはず。

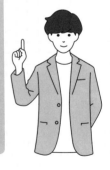

11

新しい環境に適応できないとき

なんで私はこんなにも
環境適応能力が
低いんだろう…

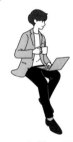

　入学式や就職、転職など、新しい環境に飛び込むときってドキドキするよね。「新しい職場で馴染めなかったらどうしよう」「友達ができなかったどうしよう」といった不安に襲われて、体調を崩したり、憂うつな気分になったりする人も多いと思う。

　人間は環境が変化すると少なからずストレスを感じる生き物。そんなストレスを楽しめる人もいれば、「失敗したらどうしよう」といった不安に飲み込まれてしまう人もいる。新しい環境が苦手な人のほとんどが後者で、**挑戦や失敗に慣れていないと、脳の柔軟性が低くなり変化に対処するのが難しくなる**と言われているんだ。

　次のページでは、新しい環境が怖く感じる理由について詳しく解説するね。

原因を知る

新しい環境が怖く感じる理由

　新しい環境は未知の世界。今までの経験が役立たなくて失敗する「損失」もあるけど、新しい知識や良い友人関係が手に入る「利益」もあるよね。

　でも**人間は利益の獲得よりも損失の回避を優先させる傾向がある**から、環境の変化や未知なものに向き合うとき、脳は大きなストレスを感じるんだ。脳はストレスというデメリットを避けようとするから、環境の変化に抵抗を感じるのは当たり前のことなんだね。

　また、**環境の変化による損失が大きいと感じると、人間は焦って客観的な視点を持てなくなる**と言われているよ。だから、実際は深刻な状況じゃなくても環境の変化で脳がよけいにストレスを感じてしまうんだ。

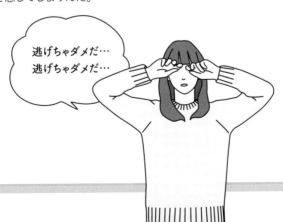

逃げちゃダメだ…
逃げちゃダメだ…

呪いを解く心のクセづけ

変わらない心の盾をつくろう

　前述したように、新しい環境に対する不安は変化に適応しようとする脳へのストレスによって起こるよ。だから、あえて変わらない部分をつくろう。

　例えば通勤、通学中に昔からお気に入りの音楽やゲームをしたり、いつも食べているおやつを職場や学校に忍ばせたり、お気に入りの服やアクセサリーを身に着けたりする。このように**どんなに環境が変わっても、「変わらない心の盾」をつくることで、環境の変化に伴う脳のストレスを軽減できる**んだ。

　特に入眠・起床時間を変えると体調も崩しやすいから、できる限り変えないように意識しよう。

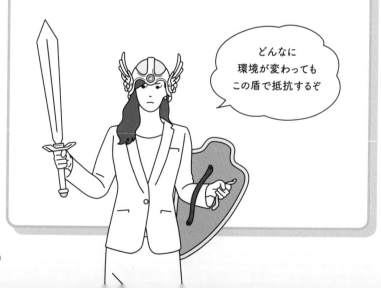

どんなに
環境が変わっても
この盾で抵抗するぞ

すぐできる！
新しい環境でのストレス対処法

対処 01 とにかく行動を意識する

不安は避けるよりも、何か対策して行動をしたほうが脳はストレスを感じにくくなるんだ。過去に新しい環境に慣れるためにした行動を書き出して、自分からアクションを起こしていく意識が大切だよ。

対処 02 最悪の状況への対策を考える

次に、「新しい環境では何が不安なのか」「その不安が実現した場合はどう対策するか」を考えてみてね。例えば、一番怖いことが「クビになる」であれば「もしクビになったら、すぐに失業保険の手続きをして就活をする」といったように具体的に対策がイメージできると、少し心がラクになるよ。

まとめ

人は誰だって新しい環境に不安を感じるよ。だから、新しい環境が怖くても、自分を責める必要はないんだ。「できないかもしれない」ではなく「まだできないだけ」。不完全であることを恐れなくて大丈夫だよ。

新しい環境に不安を抱いている今この瞬間にも、あなたは着々と成長を遂げているんだ。

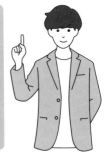

12

他人に嫉妬してしまうとき

あの人はあんなにすごいのに、
それに比べて
私は全然ダメだ…

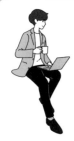

　嫉妬の感情ってつらいよね。それに加えて「嫉妬するのは人間性が未熟だから」というイメージがあるから、よけいに自分を責めてしまいがち。でも嫉妬は誰にでも備わっている原始的な反応なんだ。だから人に嫉妬してしまう自分を責めないでほしいな。

　そんなネガティブなイメージのある「嫉妬」だけど、実はメリットもあるよ。それは「**自分の欲しいものが明確になる**」ということ。例えば絵を描いたことがない人が、絵が上手な人を見て、「あの子の絵の才能が羨ましい」とは思わないよね。つまり**心から「羨ましいな」と思うことは、自分の欲しいものである**可能性が高いんだ。
　ここでは嫉妬の感情とうまく折り合いをつけながら自分と向き合っていく方法を紹介するね。

原因を知る

人はなぜ嫉妬するのか?

心理学で「嫉妬」は、**自分の持っている何かを誰かが奪いにくるんじゃないかという不安から生じる**と言われているよ。特に自分の価値を「他人との比較」だけで判断していると、他人が評価されることで「自分への評価が奪われる」と感じてしまうんだ。

例えば、仕事で後輩に接客ノウハウを教えてあげたところ、運よく後輩が会社で表彰されたとするよね。このとき喜ばしい気分と同時に、「自分は表彰されたことがないのに、なんで?」と嫉妬心を感じてしまうケースもあると思う。他に得意なことがあればいいけど、自分の接客への評価をアイデンティティの拠り所にしていると、その嫉妬心はより大きくなるよ。

つまり嫉妬は、**自分が獲得するはずだった利益が他の人に渡ってしまったときに、自分のもとに呼び戻そうとする原始的な心の働き**なんだ。

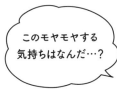

このモヤモヤする
気持ちはなんだ…?

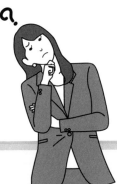

呪いを解く心のクセづけ

嫉妬心を認めて
「欲しいもの」を明確にしよう

　嫉妬の感情とうまく折り合いをつけていくうえで、まず大事なのは**嫉妬をしている自分を認めてあげる**こと。

　最初に話したように嫉妬の感情って、自分が欲しいものを相手が持っているときに生まれるよね。まずはそれを認めたうえで、嫉妬というネガティブな感情を**「自分が欲しいものを手に入れるには何が必要なのか・どう動けばいいかを考えるチャンス」**だととらえてみよう。

　またそれに加えて「なぜ欲しいのか」を考えていくと、逆に「実はたいして欲しくなかった」と気づき、嫉妬の感情が和らいで心がラクになることもあるよ。

これ本当に
欲しかったんだっけ？

「欲しいもの」を手に入れるための 努力の仕方

　自分の「欲しいもの」が明確になったとき、それを手に入れるためにはどう努力するかが重要になってくるよね。努力には2方向あって、自分に合った方向で整理してみよう。

❶ 垂直方向

　嫉妬対象と同じ分野で努力する。

　　例 自分より営業成績が高い人に嫉妬した場合、その人の成績を抜かす

❷ 水平方向

　自分の本来の目的を思い出し、自分の強みを活かした別のやり方で努力する。

　　例 自分より営業成績が高い人に嫉妬したけど、誰でも平均的な成績を出せるマニュアルをつくる

　人それぞれ、自分のできることだけ努力して、それ以外の執着は手放せたらいいよね。

まとめ

　嫉妬の感情は誰でも持っているように、本来人間の抱く感情に良し悪しはないよ。そこにあるのは、その感情をどう活かすか、それだけなんだ。嫉妬はエネルギーが大きい分、プラスに転じれば効果も大きい。だから嫉妬を感じたら、まず自分の嫉妬心を認めて、自分の欲しいものを知ることから始めてみてね。

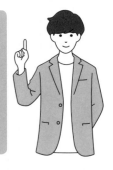

どうせお世辞でしょ…私はそんな人間じゃないし

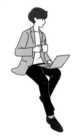

　　みんな自分のことを人に褒められたら、大抵嬉しい気持ちになるよね。だけど、なかには「どうせお世辞でしょ」「私はそんな褒められるような人間じゃないし」など、褒めを素直に受け取れなかったり、どうリアクションしていいかわからず戸惑ったりしてしまう人もいると思う。

　でも全然挨拶ができない人に対して、「コミュニケーション能力があるね」とは言えないよね。つまり **「褒められる」ってことは、少しでも人に好感を与える要素があなたの中に備わっている証拠**なんだ。もちろん「褒められても謙遜する」のは、日本人の美徳とされているし、自分を謙虚に見せられるから、人と関係を築くうえでは大事なスキルだけど、心の中では素直に受け取れるようになりたいよね。

　ここでは「褒め」を素直に受け取る練習をしていこう。

STEP 1

原因を知る

褒められるのが苦手な理由

　褒められても素直に受け取れないのは、人によってさまざまな原因があるけど、一番多いケースは「**ダメな自分が褒められるわけがない**」と思い込んでしまっていることが挙げられるよ。例えば、子どもの頃にテストで90点を取れて嬉しくて親に見せたら、「なんで100点が取れないの?」と責められたとする。そうすると、「**自分はベストを尽くしても評価されないんだ**」という経験が、心に根強く残ってしまうよね。

　このような経験を積み重ねていくと、自分に自信を持てなくなって、自己評価がどんどん下がっていき、**人からの評価すべてに対して苦手意識を抱いてしまう**んだ。

　でももし相手が本当にあなたをいいと思って褒めてくれてた場合、その褒めをマイナス方向でしか受け取れないのはもったいないよね。次のページでは相手も自分もハッピーになるちょっとした褒めを受け取るコツを紹介するね。

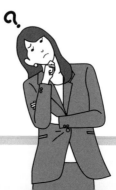

褒められたら
どう返せば
いいんだろう?

呪いを解く心のクセづけ

褒め言葉の貯金箱をつくろう

　前述したように、「褒められる」ってことは、少しでも人に好感を与える要素があなたの中に備わっている証拠だよ。だから今後は少しでも褒められたら、その言葉を保っておけるように「褒められ貯金箱」を心の中につくってみよう。

　この貯金箱のしくみは、**自己評価や相手が本心で言っているのかといった判断は抜きにして、一旦褒め言葉を「ありがとう」と受け取る**といったもの。自分が喜べるかどうかは二の次。後で自己評価と照らし合わせても遅くないよ。

　こうした褒めを素直に受け取る心のクセがついていくと、徐々に自分に自信がついてきて、他人からの評価に対する苦手意識が和らいでいくはずだよ。

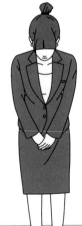

そのお言葉
ありがたく
受け取らせて
いただきます

みんなの「褒め」への返し

「ありがとう」がどうしても言いづらい人のために、SNSで寄せられた、「ありがとう」以外の返し方を紹介するね！　日常生活ですぐに使えるよ。

フレーズ 01　「本当ですか？」

いかにも「認めるんだ？」と言ってきそうな人に対する返しとしては最高だね！

フレーズ 02　「そう言ってもらえると嬉しいです」

「褒められた自分」ではなく、褒めてくれた相手への感謝に注目してみよう。

フレーズ 03　「恐れ入ります」

上司や取引先から褒められたときなど、ビジネスシーンでも使いやすいね。

まとめ

褒め言葉を素直に喜べない原因の多くは、自己評価の低さにある。でも、自己評価を急に上げるのは難しいよね。だから、無理に変わろうとするのではなく、相手からの褒めには、とりあえず「ありがとう」と返す意識をもってみてね。慣れてくると、相手のいいところも見えてきて、「褒め返し」もできてくるはずだよ。

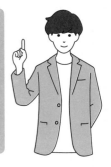

14　気分の波が激しいとき

なんで私はこんなに
情緒不安定
なんだろう…

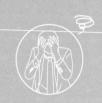

　日々生活をする中で、落ち込んだと思ったら急にハイテンションになったり、何かに夢中になっていると思ったら急に冷めてしまったり…。そんな情緒不安定な自分に嫌気が差してしまう人もいるんじゃないかな？

　もちろん人間生きていれば楽しいことばかりではないから、気分の波は必ず生まれる。でも特に情緒不安定な人は、日々の生活で起きる出来事ひとつひとつに心が大きく反応してしまうんだね。そういった傾向がある人は、**ストレスの少ない自由な生活を送るよりも、適度にルールを設けた生活のほうが心は安定しやすい**と言われているよ。

　ここでは2つの側面から見た、情緒不安定になりやすい原因とそれぞれに合った対策について紹介するね。

原因を知る

情緒不安定の原因

原因 01

身体的な側面

具体的には、女性の場合は生理があるよね。生理前は女性ホルモンのバランスが影響して、感情が不安定になる人も多い。また、お腹が空いているときは、低血糖が原因の場合もあるし、ストレスや不眠などの疲れが影響する場合もあるよ。

原因 02

精神的な側面

なんでも悲観的に考える、自分の期待通りにいかないと気分を害してしまう、常に何かに追われて自分を大切にできないといった心のクセが考えられるよ。

　このように2つの側面から原因が考えられるから、情緒不安定で悩んでいる人は、どんなときに自分の気分が変わりやすいかを、まずは思い出してみてね。

私の情緒不安定の
原因は
どれだろう？

呪いを解く心のクセづけ

ネガティブ感情を味方につけよう

　精神的な原因で情緒不安定になってしまいがちな人は、特にネガティブな気分のときに「こんなんじゃダメだ」と自分を否定しがちだよね。でも心理学的には、**イライラや不安を否定してしまうと、よけいにメンタルが安定しにくい**と言われているんだ。だから、まずは**ネガティブ感情も味方だ**と考えてみよう。

　ネガティブ感情は、過去に置いてけぼりにされたあなた自身の感情に「気づいて！」と言っているだけなんだ。だから、つらいときは心の中で「**この感情は私を立ち止まらせてくれるもの。ネガティブ感情と一緒に自分の気持ちを振り返ってみよう**」と唱えてみて。ネガティブ感情も「自分の幸せに向けて一緒に頑張る仲間」なんだというイメージがついて、心がラクになるよ。

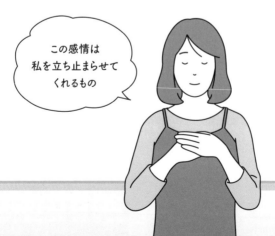

この感情は
私を立ち止まらせて
くれるもの

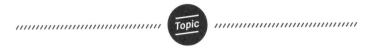

生活リズムを安定させよう

身体的な原因で情緒不安定になってしまいがちな人は、生活リズムを安定させることを意識しよう。**毎日の入眠・起床時間が不安定だと、ストレスや疲労を感じやすくなってしまう**んだ。

また、人間は副腎が分泌する「コルチゾール」というストレスに対処するホルモンの働きが午後から鈍ってくるため、**夜のほうがストレスを感じやすい**と言われているよ。

つまり「夜に感情が乱れるな」と思う人は、ストレスのかかる物事があるときは、なるべく午前中に済ませることを意識しよう。朝型に生活のリズムをシフトするのもおすすめだよ。

まとめ

情緒不安定ってネガティブなイメージがあるけど、決して悪い面ばかりではないよ。ハイのときは飛び抜けて高いパフォーマンスを発揮できる人もいるし、自分の気持ちに素直とも言えるんだ。

ただ精神的・身体的な健康を保つうえでは、自分を大切にしつつ、安定した生活リズムを確立していこうね。

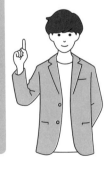

1 自己肯定感を高めるコツ

　自己肯定感、上品な言葉ですね。「自尊心」ともかなり違います。この自己肯定感を高める簡単な方法を考えてみましょう。

　人は無意識のうちに、本当はやりたくないことを毎日たくさん引き受けています。日本人は断るのが下手とよく言われますが、本当は嫌なことを受け入れ続けるとどうでしょう。どんどん自信をなくし、自己肯定感は低下し続けますよね。

　そんなときは思い切って「あいつは断ってばかりだ」と言われるように変わってみませんか。もちろん実際に断るときはつらいものです。そこで「心のシャドーボクシング」を繰り返してみましょう。脳内で断る会話の流れをシミュレーションすることで、断ったときの痛みにも慣れ、会話の瞬発力も上がります。そして実際に断れれば、その後は大変化。嫌なことを引き受けないのですから、自分はどんどんラクになります。そして嫌なことを引き受けない自分に自信を持てるようになると、今度は自分が本当にやりたいことがわかるようになります。自由で独立した人間へと成長し、結果として自己肯定感が上がります。

　もうひとつ別の方法を考えてみましょう。それは、自分の判断力を向上させることです。人は判断が間違っている限り、自己肯定感は下がる一方です。判断力の高さは自己肯定感に必須です。では、どうしたら判断力を高められるのでしょうか。

　実は判断力は、判断力の高い人を模倣するしか方法がないのです。自分の内面から自然に高い判断力は湧いてはこないのです。

　ひとつの大切な方法は、自分よりはるかに優れた判断力の人の書いた書物を精読することです。読み続けると、その人だったらどう判断するだろうかと考えるクセがついてきます。優れた人を模倣すると、結果として判断力が高まり自己肯定感も上がっていくのです。

精神科医　酒井和夫

第 2 章

人間関係に潜む

自分いじめの呪い

15

ついよけいな一言を
言ってしまうとき

なんであんなことを
言って
しまったんだろう…

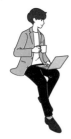

　　友達や同僚と楽しく話していたのに、自分のちょっとした一言で相手を傷つけてしまったり、その場を凍らせてしまったりした…。そんな一言多くて損をしてしまった経験のある人は多いと思う。そして後から「なんであんなこと言ってしまったんだろう」と後悔が押し寄せて自分を責めてしまうんだよね。

　でも大丈夫。よけいな一言は、衝動的な発言だから、自分自身ではコントロールできないと思い込んでいるかもしれないけど、少しのコツを意識すれば減らしていけるんだ。

　そのコツは2つあるんだけど、1つ目は**自分がよけいな一言を言ってしまうときの状態を知る**こと。そして2つ目は**自分自身を客観視するクセをつける**ことだよ。

　ここでは、この2つのコツをもとに、具体的な対策を紹介するね。

STEP 1

原因を知る

よけいな一言を言ってしまう原因

よけいな一言を言ってしまう原因のひとつは、「自分のことをわかってほしい」という気持ちが潜んでいるから。少なからずみんなが持つ感情ではあるけど、このタイプの人はその思いが強すぎて、**相手に対して「100%自分のことを理解してほしい」と過度に自分中心的な状態**になってしまっているんだ。

また、いつも人の評価を気にして生きている人は、周囲から見下されることに過剰に恐怖を感じてしまうから、**自分自身を守るのを最優先する状態**になってしまっているんだ。その結果、一時的に相手の立場を考えられなくなったり、自分が発した一言の影響を予測できなくなったりしてしまうんだね。

でもよけいな一言を言ってしまう人は、意図的に相手の地雷を踏んだり、傷つけたりしようとしているわけではなくて、ただ相手の気持ちを想像するのに慣れていないだけなんだ。次のページでは、相手の気持ちを想像するのに効果的な方法を紹介するね。

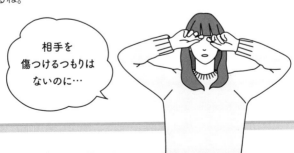

相手を
傷つけるつもりは
ないのに…

呪いを解く心のクセづけ

自分の中に
会話の検閲官をつくろう

　よけいな一言を言ってしまうのをやめるには、会話をしている中で自分が何か言葉を発する前に、「**これを言ったら相手はどう思うか？ どう返してくるか？**」と、**いつも想像を巡らせる心のクセをつけていこう**。いわば心の中にいるもう一人の自分が、発する言葉ひとつひとつを検閲していくイメージを持つとわかりやすいかもね。

　でもすべての発言を意識するのは難しいから、まずはゆっくりと話すことを心がけよう。早口で話すと、自分の思いとは違う思いを口にしてしまう場面があるからね。
　これは他人との会話の場数を踏みながら練習するのが効果的。気軽に話せる家族や友人と試してみるのをおすすめするよ。

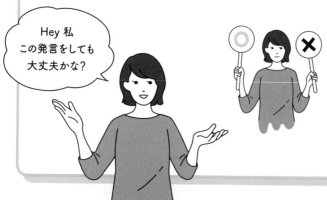

Hey 私
この発言をしても
大丈夫かな？

自分自身を客観視するために必要な「メタ認知能力」

先述したように、よけいな一言を言ってしまうのをやめるには、自分の発言を客観視することが重要だと伝えたよね。自分を客観的に認識する能力を、心理学では「**メタ認知能力**」と呼んでいるよ。

このメタ認知能力を鍛えるためには、物事を「なぜ？」という視点でとらえる心のクセづけが大切。

例えば上司から怒られたとき、注意内容だけを思い出しても意識が自分に集中しちゃって落ち込むよね。でも、「なぜ上司はあんなことを言ったんだろう」と考えてみると、「上司も責任が多くて大変なんだ」「たまたまイライラしてたのかも」など、上司と自分も含んだ一段上の視点から状況を俯瞰できるよね。

このように、**自分自身の思考を一段上から俯瞰することで、よけいな一言を言おうとする自分の思考に「ちょっと待てよ？」とストップがかけられる**ようになるんだ。

まとめ

衝動的によけいな一言を言ってしまうクセがある人は、自分の大切な感情が相手にちゃんと伝わった経験がない場合が多いとも言えるよ。例えば、自分が言いたいことをいつも我慢したり、逆に泣き叫んでようやく伝わったりするのが日常だったのかもしれないね。でもメタ認知能力を高めれば、コミュニケーションの不全感が少しずつ解決されていくはずだよ。

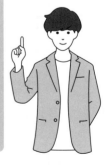

16

人から批判されたとき

私はなんの取柄もない
ダメ人間だ…

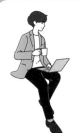

　　他人から批判されるのって、誰でも嫌だし、怖く感じるものだよね。でも、批判されることが怖くて、「自分の意見すべて」をいつも変えてしまう人は、「他人の考えは正しいけど、自分の考えは間違っている」と、つい思い込んでしまっているんじゃないかな？

　　このように「**他人はよくて自分は悪い**」考えが浮かぶなら、**あなたの中の自己肯定感が低くなっている**可能性があるよ。自己肯定感とは「自分は価値がある」と自分で自分を認められる感覚のこと。つまり、自己肯定感が高い状態だと他人から批判されても、恐怖を感じにくくなるんだ。

　　自己肯定感をすぐに上げるのは難しいけど、ここでは批判されても冷静に受け止められるようになる方法を紹介するね。

原因を知る

批判に恐怖を感じる理由

　批判されるのが怖くなる原因は、幼い頃の体験が原因になっているケースが多いんだ。

　例えば、あなたが小学生のときに、「大人になったら野球選手になりたい」と親に告げたとする。そのとき親は「なりたいものになりなさい」と言ったにもかかわらず、実際に野球で活躍しても、「野球じゃなくて勉強をしっかりやりなさい」と言われたら、子どもは無意識のうちに親の価値観を刷り込まれてしまうよね。

　このように、自分の考えに従っても、親の考えを受け入れても板挟みになり、解決しない状況にさらされることを、心理学では「**ダブルバインド**」と呼んでいるよ。こうした矛盾した命令によって、自己肯定感を育てにくくなってしまうんだ。

　次のページでは自己肯定感が低い状態でも、批判のダメージを軽減できる方法を紹介するね。

Keyword

◉ ダブルバインド

統合失調症の研究者であるグレゴリー・ベイトソンが提唱した、2つの矛盾したメッセージを出すことで、相手を混乱させる可能性のあるコミュニケーションのこと。

呪いを解く心のクセづけ

自己肯定感が高そうな人の マネをしてみよう

　自己肯定感の低い人が批判されて落ち込むのは、自分自身の考え方や感じ方を否定的にとらえてしまう心のクセがあるから。また、考え方や感じ方を司っている脳は環境に影響されやすいから、あなたの周りにすぐ批判をしてくるタイプの人がいたとしたら、脳自体が自己否定のループに陥りやすくなってしまうんだ。

　それだけ脳が環境に影響されやすいのなら、いいほうに発想を転換してみよう。

　あなたの周りに自己肯定感が高そうな人はいるかな？ 家族や友人、あるいは芸能人など、自分にとっての**「自己肯定感が高いモデル」**を見つけて、**姿勢や服装、話し方などをマネしてみよう。**

　自己肯定感が高いフリをするだけで、自信に満ちた人が使う脳の領域が刺激されるんだ。すると脳に入るポジティブな情報が増えて、他人からの批判にもダメージを感じにくくなるよ。

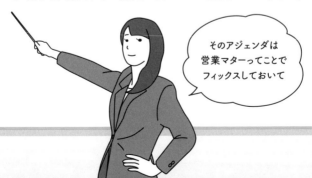

そのアジェンダは
営業マターってことで
フィックスしておいて

自己肯定感を高める
皮膚感覚への刺激

また自己肯定感を高めるには、自分の感情をよく認識するのも重要だよ。実は感情を認識する脳の部分の発達には、皮膚の感覚が大きく影響しているんだ。

皮膚を構成しているさまざまな要素は、脳と似た機能をもっていて、**皮膚は「第二の脳」とも言われている**よ。

つまり**皮膚感覚を養うことで、自分の中の感覚や感情を敏感に感じ取れるようになる**んだ。

具体的な方法としては、感触のいいぬいぐるみやペットやセルフマッサージで、皮膚を通した「気持ちよさ」を感じる習慣をつけるのがおすすめだよ。

まとめ

心理学の世界ではよく、自己肯定感の高い人は長期的な視点をもっていると言われているよ。批判されるのは、誰だって怖い。でも、その批判にただ落ち込むのか、それとも批判を受けて改善するのか、どっちが長期的に見て幸せになれるのかを考えてみると、あなたの望む未来が見えてくるはずだよ。

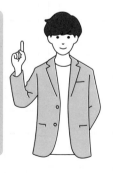

17

人に嫌われるのが怖いとき

私って周りから
嫌われているんじゃ
ないかな…

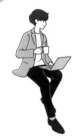

　周りの人のささいな言動で「私って嫌われているんじゃないか」と不安に思うときってあるよね。でも、嫌われるのが怖い人は、決して「弱い人」じゃないよ。子どもの頃から、誰かの役に立てるように、好かれるように必死に頑張ってきた人なんだ。

子どもは無条件に承認される環境がないと「ある条件を満たさないと見捨てられるかも」といった不安が生じるよ。その不安が大人になって「嫌われる恐怖」につながっていくケースがあるんだ。

　じゃあどうしたらこの「嫌われる恐怖」から解放されるんだろう？
　そのためにはまず自分の心の中を探ってみるのが大切だよ。その手助けになるのが、心理学の「愛着」という概念なんだ。

原因を知る

人に嫌われるのが怖い原因

　「嫌われる恐怖」を生む原因のひとつが「**不安定な愛着**」。子どもはネガティブな感情を抱いたとき、養育者や周りの大人などの特定の人の身体にくっつくことで安心を取り戻そうとする傾向があるよ。このときにつくられる子どもの心理的な結びつきを「愛着」と呼ぶんだ。

　なにか嫌なことがあっても、安心を感じられる人に繰り返しくっつくことで、自分の感情をコントロールして、安定した人間関係を築けるようになるんだね。

　愛着が形成されるのは主に生後6カ月〜2歳頃なんだけど、実は**大人の3人に1人は「愛着が不安定」**だと言われているよ。愛着が不安定だと、対人関係や精神面で困難を抱えやすくなるんだ。

Keyword

◉ **愛着（アタッチメント）**

イギリスの心理学者ジョン・ボウルビィが確立した「乳幼児期の子どもと養育者の間で築かれる心理的な結びつき」のこと。子どもは愛着の対象者を安全基地として認識することで、自由な探索行動ができるようになる。

呪いを解く心のクセづけ

心の中に
自分だけの「聖域」をつくろう

　ここでは愛着を安定させるための一番簡単な方法を紹介するね。それは**自分の心の中に「聖域」をつくること**だよ。

　「聖域」とは、あなたが想像する中で最も安全でリラックスできる場所のこと。子どもの頃につくった秘密基地や、過去に旅行で行った思い出の地、または宇宙や深海など現実には行けない場所や、好きなテレビやアニメの世界などの現実にはない場所でも OK。

　このように一度、自分の心の中に「聖域」をつくっておけば、**嫌なことがあったり、不安な気持ちになったときにイメージして逃げ込むことで愛着に似た安心感を得られる**んだ。

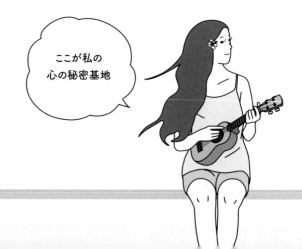

ここが私の
心の秘密基地

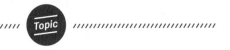

3つの愛着スタイル

愛着スタイルとは、愛着によってつくられる「人間関係の行動パターン」のことで、大きく3つのタイプに分けられるんだ。

タイプ 01 **安定型**
自己肯定感があり、信頼している人が自分をずっと愛していると確信できる。

タイプ 02 **回避型**
他人と深い絆を築くことを拒否する。依存するのもされるのも嫌い。すべて自己責任と考えがち。

タイプ 03 **不安型**
愛されたい気持ちが強く、見捨てられることに敏感。嫌われていないか常に気にする。

上記のとおり、**嫌われる恐怖を生みやすいのが**「**不安型**」だよ。

まとめ

愛着スタイルが不安型の人は「認められたい」気持ちが人一倍強いから、人に嫌われたり、自分がダメだと思われたりする否定感情に敏感になってしまうんだ。
愛着を安定させるには、友達や恋人など心の安全基地になるような信頼できる人を見つけるのが一番いいけど、難しい場合は自分の聖域をつくってみよう。

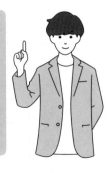

私は他人にとって
傷つけやすい
存在なのかな?

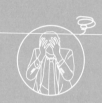

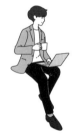

　職場や友人関係でも存在する悪口を言ったり、マウントを取ってくる「攻撃的な人」。しかも自分だけが標的になったりすると、悔しさと悲しさでストレス MAX だよね。それに加えて「私は傷つけやすい存在なのかな?」と自己嫌悪に陥ってしまうときもある。

　そういった攻撃的な人とは物理的に距離を取るのがベストだけど、いろいろな事情があってできない人も多いと思う。

　ここではそんな攻撃的な人とうまく距離を取る方法を紹介するよ。それはズバリ「**相手の弱さを知る**」こと。「アイツらに弱みなんてないよ…」と思うかもしれないけど、**攻撃的な人ほど実は弱い人**なんだ。

　彼らは自分の中の弱い面と向き合うのが怖くて、攻撃的になってしまうんだね。

STEP 1

原因を知る

攻撃的な人の正体

　攻撃的な人の正体は「自分の軸がなく、自分の弱さを直視したくない人」だよ。

　人生で「上か下か」といった価値判断しかされた経験がないと、自分の存在価値を他人基準でしか測れなくなってしまうんだ。すると、当然「自分の中の弱い自分」に向き合うと「自分はダメな存在」だと思い込んでしまうよね。

　そこで起こるのが心理学でいう「**積極的外化**」なんだ。積極的外化とは、自分が自分に向けている憎悪を他人に向けること。

　例えば、親の言うことを我慢して聞いてきた子どもが大人になって親を憎んでも、我慢するしかなかった「自分の弱さ」に直面するよね。その「**自分の弱さを許せない**」感情が、周りの人を対象にした「**あいつが許せない**」感情に変わり、攻撃的なアクションを起こしてしまうケースがあるんだ。

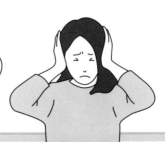

もう攻撃的な人に
振り回されたくない…

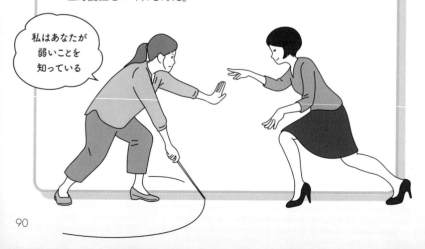

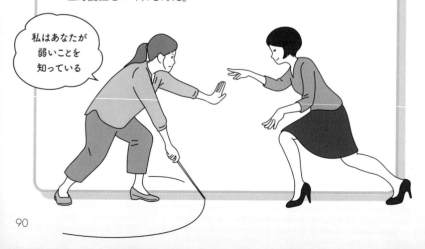

呪いを解く心のクセづけ

攻撃的な人と
心の境界線を引こう

　攻撃的な人は「攻撃着弾確認」が超人レベル。本当に傷ついているかどうか、相手のちょっとした発言や表情、仕草から見抜いてくるよ。さらに相手に「自分の攻撃が届いている」のを確認できるとよりエスカレートするんだ。

　そんな攻撃的な人に言い返すのは危険だから、表面上は謝ったり申し訳なさそうにしていれば大丈夫。

　大事なのは「あなたの感情はあなたのもの。私の感情は私のもの」と心の境界線を引く意識をもつこと。もし嫌なことを言われても、**「私はあなたが弱いことを知っているし、あなたの私に対する評価と私の自分に対する評価は別です」**と思うと心理的優位をつくれるんだ。

私はあなたが
弱いことを
知っている

自分を親友や推しだと思って扱おう

　普段から自分を大切にしていないと、他人からも雑に扱われることが増えるよ。だから、自分を責めてつらいときは、自分を大好きな人だと思って接してみて。**もし失敗しても、それが親友や大好きな推しの失敗だったらと考えてみると、「ドンマイ!」と言いたくなるよね。**

　それを繰り返していくと、だんだん自分を大切にする心のクセがついてくるんだ。

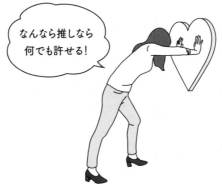

なんなら推しなら
何でも許せる!

まとめ

　攻撃的な人の心理がわかると、「かわいそうに」と思えるようになって、同じ土俵に上がらなくても対応できるようになるはず。こうした心理的優位は態度や表情にも表れるから、攻撃的な人からすると「この人には攻撃が届かないんだ」と判断されて、徐々に標的になりにくくなっていくはずだよ。

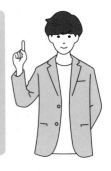

19

人と深い関係になるのが怖いとき

私は人を本気で
好きになれない
悲しい人間だ…

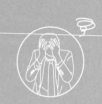

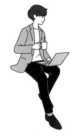

　　　人生において、友達や恋人をつくると相手についてより知ったり、自分についてより知ってもらったりして親密な関係を築いていくよね。でもそんなとき「人を本気で好きになれない」「長期的な関係を築くのが苦手」といった不安や悩みを抱えてしまう人もいる。

　こういった人は他人との関係を深めることに苦手意識をもっていて、**相手に自分を知られるのが怖く感じてしまう**んだ。
　じゃあどうしたら他人との関係を深める苦手意識を手放せるんだろう？ それには P.85 で取り上げた 「愛着」 が関係してくるんだ。

　ここでは「愛着」をおさらいしつつ、他人との関係を深める苦手意識を手放す方法を紹介するね。

原因を知る

人と深い関係になるのが怖い理由

愛着は「子どもと養育者の間で築かれる心理的な絆」のこと。愛着スタイルが回避型（P.87）の人は、親のネグレクトや共感力の低さから、**子どもの頃から「甘える感情表現は報酬が得られない行動」と学習し、自分から親密な関係を築く行動を避けてしまう**んだ。

回避型の人の特徴は以下の3つが挙げられるよ。

❶ **共感力が低く、深い関係を避ける**
❷ **責任やチャレンジを避ける**
❸ **傷つくこと・感じることを避ける**

回避型の本質は、親密な信頼関係や、それに伴う持続的な責任を避ける部分にあるよ。でも**「人嫌いの寂しがり屋」な人も多く、心に矛盾を抱えやすい**んだ。

じゃあ、回避型の人が他人と親密な関係を築いていくにはどうしたらいいんだろう？

> 本当は
> 人と深い関係を
> 築きたいのに…

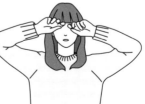

呪いを解く心のクセづけ

「感謝日記」をつけてみよう

　回避型の人に試してほしいのが、人とのつながりを深める **「感謝日記」** だよ。1週間に1度くらいを目安に、自分が何に対して感謝しているのか、またその理由を3つほど簡単に書いてみるんだ。感謝する対象は友達や恋人、親や周りの人など誰でもOK。

　心理学者マーティン・セリグマン氏の研究で、**人に感謝することで幸福度が上昇し、ストレスやうつ傾向が軽減する** とわかっているよ。また、毎週決まった曜日に感謝日記をつけると、気持ちをリセットする効果もあるんだ。

　感謝日記を習慣化していくことで **「自分が人とどういう関係性を築きたいのか」** が浮かび上がってくるよ。

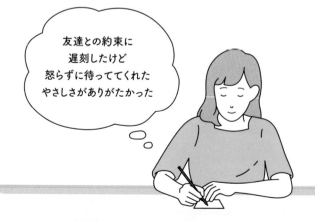

友達との約束に
遅刻したけど
怒らずに待っててくれた
やさしさがありがたかった

他人と深い関係を築く恐怖を和らげる方法

方法 01 小さな世話をやいてみる

誰かに「小さな世話」をやいてみよう。愛着は相互的なしくみだから、世話をしても受けても活性化するんだ。友人に親切にしてみたり、相談にのったり、同僚や部下に仕事を教えてみたりしてね。

方法 02 自分への期待値を下げる

回避型の人は物事への期待値が高すぎて、新しいことに挑戦しづらい傾向にあるよ。結果が出なくても、「挑戦しただけで経験値UP」と自分に声かけしてあげよう。

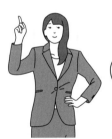

給湯室が
散らかっていたので
少し片付けて
おきました

まとめ

今回は回避型のネガティブな部分ばかりを取り上げてしまったけど、ハプニングが起きても冷静に対処できる長所もあるんだ。それに愛着が安定すれば他人と深い関係を築く恐怖が和らいでいくはずだよ。人は、自分が受けた傷から回復しようとする本能的な欲求をもっている。友達や恋人と焦らずゆっくりと深い関係を築きつつ、安心感を取り戻せていったらいいね。

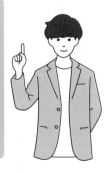

20

自己主張がうまくできないとき

なんで私は
自分の意見を
伝えられないんだろう

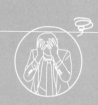

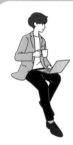

　　　自分の意見を主張するのって勇気がいるよね。例えば上司に飲みに誘われたとき、本当は行きたくないけど、断ると関係が悪化してしまうのでは？ と考えて、断り切れなかった経験をした人は多いと思う。もちろん行ってよかったとなる場合もあるけど、後になってなんで断れなかったんだろうと自分を責めてしまう場合もあるよね。

　では、波風を立てずに自分の主張を相手に伝えるにはどうしたらいいんだろう？ それには**自分の気持ちを大切にしながら、他人の気持ちも認める考え方が大切**なんだ。その「自分も OK、相手も OK」を意識した自己表現方法を 「**アサーション**」 と呼んでいるよ。

　ここではまず自分の自己表現のタイプを知ったうえで、アサーションの基本的な考え方を身につけていこう。

原因を知る

自己表現の3つのタイプ

攻撃的な自己表現

相手の意見を無視して、自分の価値観を押しつけてしまうタイプ（自分は OK だけど、相手は NO）。

非主張的な自己表現

自分よりも相手のことを考えすぎて、自分のことを後回しにしてしまうタイプ（自分は NO だけど、相手は OK）。

アサーティブな自己表現

相手と相互的な関係を築きつつ、適切な自己主張ができるタイプ（自分も OK で、相手も OK）。

　例えば、上司にささいなミスで怒鳴られたとき、あなたはどの自己表現をするかな？　上司を攻撃したり、上司や他人のせいにしたりするなら「攻撃的な自己表現タイプ」で、とにかくうつむいて黙ってしまうなら、「非主張的な自己表現タイプ」。ミスを謝ったうえで、もう少し冷静に話し合いたいと伝えるなら「アサーティブな自己表現タイプ」だと言えるよ。これを参考に、自分がどのタイプに当てはまるかを考えてみてね。

Keyword

◉ アサーティブ

自分の考えや意見を率直に表現すること。アサーティブな自己表現＝アサーション。アサーションは「人は誰でも自分の意思や要求を表明する権利がある」との立場に基づく適切な自己表現のことで、人間関係をスムーズにするコミュニケーションスキルのひとつ。

呪いを解く心のクセづけ

性格を変えるのではなく「伝え方」を変えよう

タイプ❶のようにお互いに率直な意見を言い合うと、ときに意見がぶつかる場面もあるよね。またタイプ❷のように相手の意見だけを鵜呑みにしていると自分がつらくなってしまうもの。

こういった**自己表現のタイプは性格に起因している部分が大きいからすぐに変えるのは難しいけど、自分の気持ちの「伝え方」は意識すれば変えられる**よ。

タイプ❸のような伝え方をするうえで大事なのは、すぐに相手を攻撃したり、折れたりせずに、根気よくお互いの意見を出し合うこと。そして、譲ったり譲られたりしながら、お互いにとって納得のいく結論を出していくんだ。たとえ最終的に意見が違っても、「**お互いの主張を大切にし合った**」気持ちが残るから、**人間関係もスムーズに進む**はずだよ。

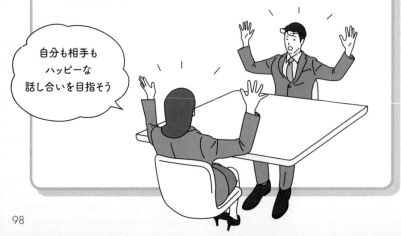

自分も相手も
ハッピーな
話し合いを目指そう

すぐに使える！
上手な NO の伝え方

NO が言えなくて困ってる人は、次の2つを試してみてね。

❶ いったん相手の依頼内容と気持ちを受け止める

例 明日中の書類が必要ということですね。お受けしたいのですが…

❷ NOの内容を具体的にする。困ったら先延ばしもOK

例 課長に急ぎで頼まれた別の仕事がありまして。対応を検討しますので、少しお時間いただけますか？

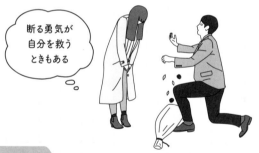

断る勇気が
自分を救う
ときもある

まとめ

頭では「アサーティブがよい」とわかっていても、どうしても自己主張できない場面もあるよね。実は、非アサーティブは「常に悪い」わけではないんだ。問題なのは、常に自分だけが我慢してしまったり怒ってしまったり、相手との関係性が無意識に固定されてしまうこと。まずは自分の伝え方のクセに気づいて、意識的に伝え方を選べるようにできるといいよね。

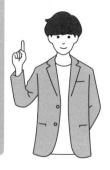

つい自分を守る嘘を
ついてしまう
私は卑怯な人間だ…

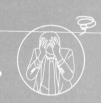

「嘘」には誰かを騙したり、陥れたりする「人を傷つける嘘」もあれば、誰かを助けたり、人間関係を円滑にするための「人を守る嘘」もある。人を傷つける嘘はつかないほうがいいけど、人を守る嘘は必要なときもあるよね。

でも、なかには何のメリットもないのに、つい小さな嘘をついてしまう人もいるよね。例えば、友達と待ち合わせに遅れた理由をでっち上げたり、すぐ相手に期待させるようなことを言って、結局実行はしなかったり…。

こういった**反射的な嘘で多いのは、「自分を守る嘘」と「自分を大きく見せる嘘」**だと言われているんだ。もし「自分もよく反射的な嘘をついてしまうな」と思った人はこの先を読み進めてみてね。

原因を知る

反射的な嘘の原因

　反射的に嘘をついてしまうのは、幼い頃の親の接し方が原因であるケースが多いと言われているよ。例えば、「いい子でいなきゃダメ」「親の言うとおりにしなきゃダメ」といった**条件的な愛情を与えられ続けていると、子どもは親から怒られるのを避けたり、大人の関心を引くためにとっさに嘘をつくのがクセになってしまうんだ。**

　子どもにとって親からの愛情はとても大切なもの。たとえ、怒られたり面倒くさがられたりしても、無視をされるよりは条件的な愛情がほしいと思ってしまうんだ。このように愛情を手に入れるためには嘘をついてもいいと思い込み、嘘をつくことにどんどん抵抗がなくなっていってしまうんだね。

　そして、反射的な嘘がクセづいてしまうと、「嘘がバレたらどうしよう」と、先のことまで見通さずに、嘘に嘘を重ねるようになりがちなんだ。

反射的な嘘を
なくすには
どうしたらいいの…

呪いを解く心のクセづけ

自分のできることと
できないことを整理しよう

　反射的な嘘をついてしまうのは、自分の中にある「理想の自分」でいたいからだよ。でも、実際はすべてが思い通りに進まないのが現実。任された仕事を締め切りまでに終わらせるのが理想だけど、不得意分野の場合はできなかったり、遅れたりする可能性も出てくるよね。

　だから、**「理想の自分」は一旦脇に置いて、適切な自分のイメージを確認してみよう**。自分ができることとできないことを分けて、できることを無理のない範囲でやっていくんだ。
　その作業を重ねると、より正確な自己像をつかむことができるようになるよ。そうすると、だんだん嘘をつく必要がなくなっていくはず。

> 背伸びせず
> ありのままの自分で
> 生きていこう

目的別で分かれる
嘘の種類

　最後に、嘘の種類を整理しておくね。嘘を目的で分けると4種類挙げられるんだ。嘘の種類を知ることで、「自分の嘘の動機はどれが多いかな？」と考える機会にもなるよ。

❶ 防御の嘘

A 「なぜ遅れた！」
B 「体調が悪くて…」（本当は寝坊）

❷ 背伸びの嘘

「80点だったよ！」
（本当は65点…）

❸ 欺瞞の嘘

A 「1点モノなので
　　今しか手に入りません」
B 「（本当かな？）」

❹ 擁護の嘘

A 「それは私の判断です」
B 「（本当は僕が失敗したのに）」

まとめ

　反射的な嘘をつくのをやめるための対処法は、すぐに実践できるものではないから、難しいと感じた人もいると思う。でも、自分が嘘をつく感情の原因に気づいたり、もう自分を守る嘘をつかなくても安全なんだと感じるだけでも、反射的な嘘から抜け出す小さな一歩となるよ。まずは、背伸びせず自分のできることを無理のない範囲で積み重ねていこう。

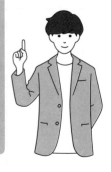

22

自分が周りから浮いていると感じるとき

なんで私は空気を読んだ
立ち振る舞いが
できないんだろう

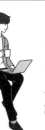

「会話の空気が読めなくて、いつも的外れな発言をしてしまう」「空気を読もうとしすぎて、人間関係に疲れる」と、悩んでいる人も多いよね。そんな自分に嫌気が差して、人と関わるのを避けがちになるけど、そもそも「空気を読む」ってなんだろう?

一般的に言われているのは、**会話の流れや声のトーン、仕草、表情といった非言語情報から、周りの感情や文脈を把握して、その場で求められている行動をすること**だよね。でもこういった周囲の仕草や表情に注目する非言語コミュニケーション力はどうやったら養えるんだろう?

ここでは空気が読めない人の3つのタイプと、人との会話の中で非言語コミュニケーション力を高めていく方法を紹介するね。

原因を知る

空気が読めない人の3つのタイプ

人間関係における不安が大きいタイプ

沈黙や嫌われることへの恐怖といった「人に対する不安」から、その場に不適切な行動をしてしまうタイプ。

非言語情報を読み取るのが苦手なタイプ

「人の気持ち」を推察したり、非言語情報を読み取ったりするのが苦手なタイプ。先天的に苦手な人も多い。

空気を読みすぎちゃうタイプ

無数の情報の中から必要なものだけ抜き出すのが苦手なタイプ。いろいろな情報を読み取りすぎて、優先順位がわからなくなっている状態。

　思い当たる特徴はあったかな？ 次のページではどのタイプにも共通する人との会話の中で非言語コミュニケーション力を高めていく方法を紹介するね。

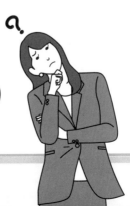

相手の気持ちを
察するには
どうしたら
いいんだろう？

<u>呪いを解く心のクセづけ</u>

映画やドラマ、アニメなどを観て、感想会をしてみよう

　人の感情と実際に生み出す行動は、意外とギャップがあるよ。例えば「休日は何をしているんですか？」と聞いてくる人は休日の予定が知りたいわけじゃなくて、「相手のプライベートを知って仲良くなりたい」と思っているケースが多いよね。

　こういった非言語情報を読み取るには、友達や恋人と映画やドラマ、アニメなどを観て、感想会をしてみるのが効果的。

　まず、登場人物の表情や仕草にフォーカスを当てて、感情を推察してみた後に、意見を交わしてみるんだ。**特定の会話の文脈や人の表情、仕草の情報を人と共有することで、非言語コミュニケーション能力を高められる**よ。

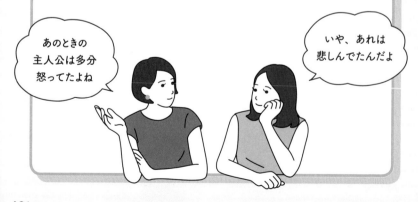

あのときの
主人公は多分
怒ってたよね

いや、あれは
悲しんでたんだよ

タイプ別
空気を読むコツ

タイプ 01 人間関係における不安が大きいタイプ

タイプ 01 の人は、人付き合いのハードルの高さが不安を増大させているケースが多いから、事前にハードルを下げておくと安心できるよ。思い切って「私人見知りだから」「直したいんだけど天然なところがあって…」と言ってしまうのも効果的。

タイプ 02 非言語情報を読み取るのが苦手なタイプ

タイプ 02 の人は、「こういうときはこうなる」といった経験を増やすパターン学習をしよう。そのときどきの会話の内容と相手の表情、行動、仕草とその人を紐づけてみてね。

タイプ 03 空気を読みすぎちゃうタイプ

タイプ 03 の人は、自分の気持ちを大切にできず、相手ばかりに注意が向いている状態だよ。自己認識力を高める簡単な方法は、まず自分の行動に注目すること。どこへ行っているか、何を着ているかなど、自分自身を尾行するつもりで記録してみてね。すると、自分が好む行動パターンから自分の意思が見えてくるよ。

まとめ

　空気を読むって難しいよね。でも、必ずしも空気を読む必要なんてないよ。空気が読めなくても仕事はできるし、友達もできる。自分の強みや好きなものを自覚して、それを誰かと共有できれば自然とコミュニケーションはうまくいくはず。空気読むことばかりにとらわれず、自分らしい生き方を探していこうね。

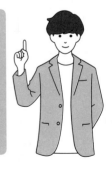

23

初対面の人とうまく話せないとき

人見知りが激しい
私は社交性のない
人間だ…

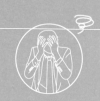

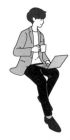

　　　人の目を意識しすぎて、人と関わったり、話したりすることに苦手意識をもちがちな「人見知り」。
　「受け身すぎて友達がうまくつくれない」「初対面の人と会うたびにすごく緊張する」など、そんな自分に社交性がないと感じて責めてしまう人もいると思う。

　でも人見知りって、ある程度誰でもするよね。ある研究では、**友人の数に影響する遺伝子**や、**孤独感を感じやすい遺伝子があることがわかっている**よ。つまり社会が外向的な性格をよしとしているから目立つけど、**人見知りは単なる個性**とも言えるんだ。

　ここではそんな人見知りの人が少しでもラクに生きられるようになる方法を紹介するね。

原因を知る

人見知りの2つのタイプ

　人見知りは、心理学では主に以下の2つのタイプがあると言われているよ。

恐怖型

知らない人に対する恐怖が強いタイプ。小さい頃から知らない人が怖かったという人も多く、遺伝的要因も強いと言われている。

自意識型

他人からの評価が気になることから人見知りするタイプ。後天的な要因が強く、小学生の頃は社交的だったけど、中学生くらいからシャイになってきたという人は自意識型かも。人間関係において失敗を過剰に恐れたり、他人とすぐ比較する傾向が強い。

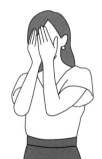

知らない人と関わったり
他人から評価される恐怖は
どこからきているんだろう？

呪いを解く心のクセづけ

「見られる側」から「見る側」に回ろう

どちらのタイプも、人見知りの恐怖は「見られることへの恐怖」を感じている人が多いんだ。特に極度の人見知りの人は他人からの「視線」を敏感に感じ取る傾向があって、「自分は一方的に見られている」と思いがち。

そんなときは「**見られる側**」から「**見る側**」に回る意識をもってみよう。例えば、知らない人と対面したとき「その人はどんな服を着ているか」「話の内容はどんなものか」など、「こちらから相手を見る」ことを意識してみるんだ。

「**見られている自分**」ではなく「**会話内容や相手**」に注目することで、自分の注意を内から外にずらせるよ。難しいと思うかもしれないけど、少し注意を外にずらせただけでも、「見られることへの恐怖」が和らぐはずだよ。

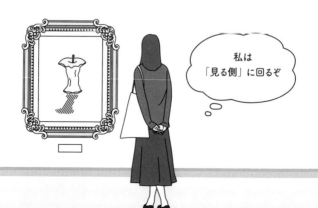

私は
「見る側」に回るぞ

苦手な人や状況を整理しよう

　初対面の人の中でも、特に怖いと感じる人や場面があるよね。例えば、「年下の女性は比較的怖くないけど、年上の男性や体の大きい人は特に怖く感じる」「1対1の面接は怖くないけど、1人で行く取引先へのプレゼンは怖い」とかね。

　その苦手な人や状況の中には、勘違いや思い込みがあるかもしれないし、逆にどうしようもないこともあるかもしれない。

　でも自分の苦手な人や状況を整理すれば、事前にその状況を回避するにはどうしたらいいか考えられるし、効率よく対策ができるよ。

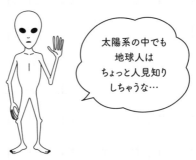

太陽系の中でも
地球人は
ちょっと人見知り
しちゃうな…

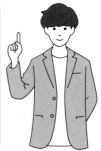

まとめ

　人見知りは単なる個性。性格は遺伝と環境が複雑に絡み合ってつくられるから、「私は社交性がないのかな…」と思いがちだけど、決してそんなことはないよ。人との関わり方なんて、本来人それぞれでいいんだ。人見知りも、「自分の個性」だと考えてあまり悩まず、うまく付き合っていこう。

24

ついいい子を演じてしまうとき

人に気に入られる
ためには
いい子でいなきゃ…

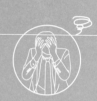

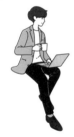「いつも相手にとって望ましいリアクションをしてしまう」「自分から行動を起こすのが怖くて、常に人からの指示を待ってしまう」。このような状態は病気や病名には当てはまらないけど、「**いい子症候群**」と呼ばれているよ。心当たりがある人も多いんじゃないかな。

いい子症候群の人は、自分にとっての幸せよりも、親や上司、友達など自分の身近な人に対して、「いい子であること」を優先してしまうんだ。小さい頃はもちろん、大人になっても未だにこの傾向がある人も多いよ。そして、そんな**いい子症候群の人は人間関係でとても疲労を感じやすい**んだ。

今回は、そんないい子症候群の原因と対策を紹介するね。

原因を知る

ついいい子を演じてしまう原因

　いい子症候群は、幼い頃の親子関係や周囲の価値観が原因のケースが多いよ。

　幼い頃は周りの大人、特に親の言動がすべてだと感じてしまうもの。例えば、「人に反抗してはダメ」「従順でいることが美徳」「テストで90点以上取れないといい子じゃない」など、親自身の価値観を、子どもに押しつけすぎたとするよね。

　そうすると、子どもは大人になってからも「**こんなとき、親だったらこう言うに違いない…**」と無意識に「**自分の中に存在している親**」に従ってしまう傾向があるんだ。実際に今は、幼い頃と環境や状況も変化しているから、親の考えに合わせる必要はないんだけどね。

　つまり、いい子症候群の人は、「**～すべき**」といった「**心の中に取りついた親や周囲の声**」に縛られている状態とも言えるんだ。

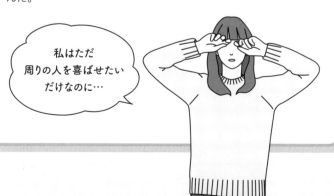

私はただ
周りの人を喜ばせたい
だけなのに…

呪いを解く心のクセづけ

心の中の「～すべき」に反論してみよう

　「～すべき」といった「心の中に取りついた親や周囲の声」から自分を切り離すには、まずそれがどういった声なのか振り返るのが第一歩だよ。

　特に従順で主体的に行動するのが怖い人は、どこかで「受け身にならざるを得なかった」経験をしているはず。例えば、「物事にはひとつの正解があり、間違えてはいけない」という親からのメッセージが心の中に染みついている、とかね。でも、もしそのメッセージを自分の中に見つけたら、もう大丈夫。「そんなことはない」と自分で反論してみよう。

　このように、あなたを縛っている「～すべき」という思い込みを振り返ることで、今の自分はこの声に従うべきなのかどうなのかと客観視でき、距離をとることができるんだ。思い出すのがつらいときもあるけど、ゆっくり時間をかけてやってみてね。

今の私は
昔の私と違うしね

いい子でいた自分を褒めてあげよう

　左のページの心のクセづけが難しい場合は、いい子でいた自分を褒めてあげよう。親や周囲の言いつけやルールを守るには、とてつもない自制心が必要だったはず。そんな**あなたの心がけによって救われた人やあなたに感謝している人もたくさんいるはず**だよ。そんな自分をきちんと褒めて、癒やしてあげてね。

　親や周囲の影響が大きいとしても、あなたの人生はあなたのもの。自分を認められれば、いつでも次に進むことができるんだ。

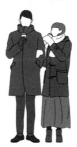

> いつも周りのことを
> 気にしちゃうのは、
> 気を遣えるという
> 長所でもあるよね

まとめ

　いい子症候群の人は、人と会話をしているときに相手の喜ぶ言葉を考えすぎたり、苦しくても我慢して耐えたりしてしまうんだね。でもまず必要なのは、自分の中にいる「いい子でいたい自分」に気づくことだよ。幼い頃から親の願いに応えてきたのは、生きるためにやってきたこと。だから、いい子の自分を責めないであげてね。

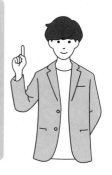

友達をつくりたいけど 私はコミュ障だから 無理だ…

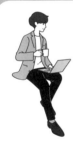

　　　　大人になってからの友達づくりって難しいよね。長い間新しい友達をつくる経験をしていないと「友達ってどうやってつくったらいいんだっけ?」「コミュ力に自信がないから友達をつくるなんて無理」などと、悩んじゃう人もいると思う。

　でも、小さい頃は「友達をつくろう」なんて意気込まなくても、自然に誰かと仲良くなれた気がしない? きっとそれは、純粋な自分の気持ちを無意識に表現できたからかもしれない。大人になると、「仲良くなっても嫌われるのが怖い」なんて、つい考えてしまうよね。そういった不安を乗り越えて友達をつくるにはどうしたらいいんだろう?

　ゼロからの友達づくりに重要なのは、①好きなものにハマること、②親切力を鍛えることだよ。

原因を知る

好きなものにハマる2つのメリット

 メリット 01

初心者に優しい「好き」つながりの友情

友達をつくるには、自分の好きなものと相手の好きなものが一緒である点を重視してみよう。共通の好きなものがあれば、相手の人格と正面から向き合う場面が減るから、コミュ力に自信がなくても衝突を避けられるし、適切な距離を保ちながら交流できるよ。

メリット 02

「好き」が孤独力を育てる

人は誰かと一緒だと安心感を得られるからこそ、「1人になるのが怖い」と感じてしまう。だから、孤独を感じないために、相性が合わない人と無理して付き合うことも多いよね。だけど、それを続けていると疲れるだけ。合わない人と我慢の時間を過ごすよりも、自分が夢中になれる「何か」にハマる時間をつくってみよう。好きなものであれば、1人の時間も楽しめるから、孤独を感じにくくなるんだ。そうなると、他人を気にする時間が減り、自己肯定感も上がるから、自分にとって本当に必要な人間関係を見極められるよ。

友達をつくるには
どうすれば
いいんだろう…

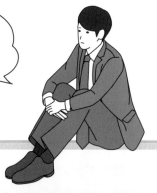

呪いを解く心のクセづけ

脳に効く親切を意識しよう

　友達づくりには、人に対する親切な気持ちが大切。**人に親切にすると、オキシトシン（別名：愛情ホルモン）と呼ばれる神経伝達物質が分泌される**んだ。このホルモンで脳が満たされると、心地良さや安心感、満足感を得やすくなり、人間関係を築きやすくなると言われているよ。

　また、人に親切にすることはもちろん、他人への親切を数えてみたり、自分自身への親切を思い出すのも効果的。例えば、**買い物のとき店員さんに、「ありがとう」と言ってみる。電車で年配の人に席を譲ってみる。夜更かしせずに早く寝るなども、「親切」に当てはまる**よ。このように、比較的すぐできる親切をリストアップして、余裕があるときに試してみよう。

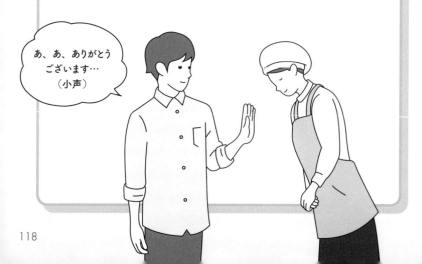

あ、あ、ありがとう
ございます…
（小声）

自分の「好き」を見つける方法

　自分の好きなものがわからない人は、コンビニのスイーツや本など気軽に買えるものを3秒以内に直感で選ぶトレーニングをしてみよう。

　人間の脳には**直感的に作用する速い思考と、熟考する遅い思考の2種類がある**んだ。遅い思考には、常識や周りの目が入りがちだから、**速い思考で選ぶことで自分の本当に好きなものが見つけやすくなる**んだね。

　速い思考で選んだ「好きなもの」の共通点がわかると自己分析力も鍛えられて、自分に合う人もわかってくるよ。

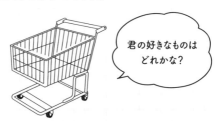

君の好きなものは
どれかな？

まとめ

　友達をつくるにはちょっとしたコツがいるけど、自分の好きなものにハマったり、親切な気持ちを意識したりするだけで、コミュ力だけに頼らない人間関係を築いていけるんだ。今はネットで自分の好きなものを手軽に発信できるし、チャットでちょっとした親切を与えられるよね。自分に合ったやり方で、人とのつながりを感じられるようになれればいいよね。

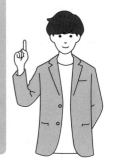

もう誰とも関わりたくない…
私は
社会不適合者だ

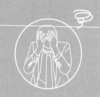

　　　　　人間関係リセット症候群って知ってる？　これは病気ではなくて、何度も人間関係をリセットしたり、突然音信不通になったりする人の心理状態を指す造語だよ。LINE やSNS の普及につれて広まった言葉なんだ。

　　　　　人間は生きている限り、誰かと関わって生きていくもの。特に今はインターネットで常にどこかで誰かとつながっているよね。**とても便利な世の中になった反面、人間関係に行き詰まったときは逃げ場がなくなりがち。**そんな状態に限界を感じると、人間関係を急にリセットしてしまいたくなるんだね。

　　今回は、そんな人間関係リセット症候群になりやすい人の原因や対策について紹介するね。

原因を知る

人間関係リセット症候群の原因

　人間関係リセット症候群の人は、「葛藤保持力」が育っていないケースが多いと言われているよ。葛藤保持力って聞きなれない言葉だよね。簡単に言うと、葛藤の苦しさやつらさを手放さず問題解決に向き合う力のこと。

　この葛藤保持力が低いと、自分の悩みときちんと向き合い、適切に解決する能力がうまく働かないんだ。葛藤保持力が育たない原因は、幼い頃の親との関係や思春期に受けたトラウマなど、きっかけはさまざまだけどね。

　また葛藤保持力が低いと、嫌な出来事が起こったときに、「悪いのはあの人だ」と攻撃したり、逆に「私がすべて悪い」と落ち込んだりしてしまうよ。

　だけど、物事をすぐに決めつけずに、迷いや苦悩を抱えながら、真実はどうなのか、どのように解決すればいいのかを探し続ける考え方が、人間関係においては重要なんだ。

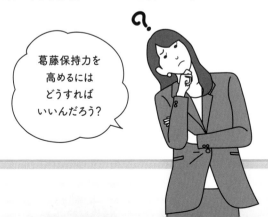

> 葛藤保持力を
> 高めるには
> どうすれば
> いいんだろう？

呪いを解く心のクセづけ

自分の弱みを吐き出そう

　葛藤保持力を高めるためには、まず自分の気持ちを吐き出す作業から始めてみて。吐き出し方は、ノートに書くのもいいし、家族や親しい人に伝えるのも効果的だよ。

　また、このときに大切なのは「つらい」「何もしたくない」など、**自分自身が「くだらない」「よくない」と思っている部分にフォーカスする**こと。

　葛藤保持力が低い人は、マイナスやネガティブな気持ちは表に出さないように心の中に押し込めるクセがついているから、意識的に吐き出す機会をつくるのがとても重要なんだ。

　自分の弱みを吐き出すのに抵抗がある人は、人に伝える前に「責めないで全部聞いてほしい」と前置きしておくのもおすすめだよ。

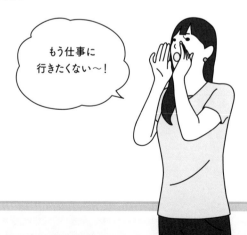

もう仕事に
行きたくない〜！

短所を長所に言い換えて
自分を受け入れる

　人間関係をリセットしがちな人は、「他人に自分の短所を見られたくない」と感じている人も多いんだ。でも、**人の短所は長所にもなるよ。**

　例えば「気が弱い→優しい」「人と比べてしまう→観察力がある」「落ち込みやすい→深く物事を考えられる」「衝動的→行動力がある」といったようにね。**長所と短所は境界線が曖昧だし、とらえ方次第で逆にもなると考えられれば、葛藤保持力も上がりやすいよ。**

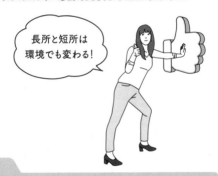

長所と短所は
環境でも変わる！

まとめ

　人間関係リセット症候群は誰にでも起こる可能性があるけど、なりやすい人には特徴があるよ。例えば、周囲の反応が気になり、他人と交流するのが苦手な人や自分のイメージが崩れるのが怖い完璧主義な人、自己肯定感が低いストレスを溜め込みがちな人などが陥りやすいと言われているんだ。そういった特徴に心当たりのある人は、ネガティブやマイナスな気持ちを1人で抱え込みすぎないように注意してね。

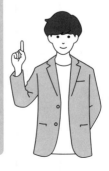

27

SNS に振り回されてしまうとき

「いいね」が少ない 私は価値のない 人間だ…

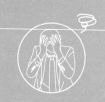

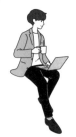

　みんなは SNS をやってる？ 今は幅広い世代の人が、SNS を日常使いしているよね。でも、「何個『いいね』がついているかな？」「あの子はコメントくれたかな？」なんて、常に SNS のリアクションに振り回されちゃってつらいと感じている人も多いんじゃないかな。

　本来便利なはずのツールがつらくなるのは、**自分自身の価値と SNS を重ね合わせているから**かも。でも、役に立つツールが心理的な問題にまで影響してしまうのは、SNS が人間の承認欲求を容易に満たしてくれることと、人の脳のしくみにあると言われているよ。

　ここでは、SNS に振り回されてしまう原因とうまく使うためのルールについて、紹介するね。

原因を知る

SNSに振り回されてしまう原因

SNS は手軽に承認欲求を満たしてくれるツール。

承認欲求とは、「他人から認められたい」「自分を価値のある存在として認めたい」といった欲求のこと。これは人間なら誰もがもっている健全な欲求なんだ。

今の社会は価値観も多様化してきたから、ある人は「これが素敵」だと感じても、別の人にとっては「好きじゃない」と思う場合もあるよね。つまり、昔と違って承認の基準が曖昧になっているから、私たちは承認欲求が満たされにくい社会に生きているんだ。

でも、SNS 上でなら、特定のキャラを演じることで批判を避けながら、わかりやすい称賛を得られるよね。

このように SNS を通して、まるで無条件の承認を得たかのような気分になれるんだ。

だけど、何かしらの原因でリアクションが得られないときは、一転して無条件の承認を実感できなくなってしまうよ。こうした**自分の承認欲求が満たされない不安が、SNS に振り回されてしまう原因**なんだね。

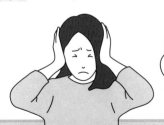

SNS の
リアクションに
振り回されたくない

呪いを解く心のクセづけ

SNSから離れる
ルーチンをつくろう

SNSに振り回されないようにするためには、1日6分以上の運動をするのを、まず心がけてみよう。**SNSへの依存を防ぐには、「見たくなる衝動」を我慢する必要があるんだ。**

スウェーデンの精神科医アンデシュ・ハンセン氏の実験では、テスト前に6分の運動をしただけで衝動性が改善したという報告があるんだ。これを参考に、SNSを見たくなったら軽い体操をするのが効果的だよ。

運動以外にも、SNSから離れる方法があるよ。それは、**日々のルーチンにスマホ以外の趣味を加える**こと。読書やヨガ、友人とのおしゃべりなど楽しみながら脳が集中できることを始めてみよう。うまくいけば、それ自体が承認欲求を満たしてくれる可能性も秘めているよ。

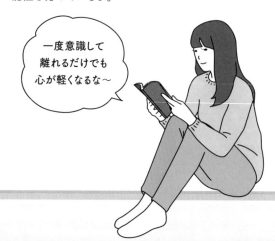

一度意識して
離れるだけでも
心が軽くなるな〜

SNS に振り回されない
2つのルール

SNS ばかりが気になってつらいときは以下の2つを試してみてね。

ルール 01 週に1回または月に1回は SNSをチェックしない日をつくる

SNS 依存の対策には、ルールを設けて休息時間をつくるのが一番効果的。ルールを設けること自体が「SNS より自分を大切にする」メッセージにもなるんだ。

ルール 02 SNSの使用時間を制限する

どうしても難しい場合は、SNS の使用時間を制限するアプリを使って、強制的に SNS から離れる時間をつくるのもおすすめだよ。

まとめ

「SNS 上でつくり上げたキャラ」で得た承認は、一時的には幸せを感じるかもしれない。だけど、長い目で見たら本当の承認にはなりにくいよね。でも、SNS は依存さえしなければ、承認の形として役に立つ場面も多いし、とても有効なツールであるのは間違いないよ。

　SNS の承認をうまく取り入れつつ、本当の自分も少しずつ承認してあげようね。

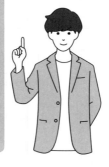

28

人の悪いところばかりに目がいくとき

他人のあら探しばかりしてしまう私は卑屈な人間だ…

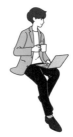

　どんな人でも、「上司の嫌な面ばかりが見えてイライラする」「憧れの人のささいな欠点で気持ちが冷めた」など、つい他人のあら探しをして、不満が溜まってしまう経験はあるよね。人間には、物事のネガティブな面に注目してしまう「ネガティビティ・バイアス」という特性があるんだけど、このバイアスはもともと人類がリスク回避のために進化の過程で身につけたものなんだ。だから、あら探しも自分を守るためにしている面もあるんだよ。

　ただ、このような**あら探しを頻繁にしていると、人を好きになったり、信頼したりするのが難しくなってしまう**よね。そして次第に、そんな自分にも嫌気が差してしまうと思う。

　だから、あら探しする自分を責めるよりも、自分が何から自分を守ろうとしているのか、一緒に考えてみよう。

原因を知る

過度なあら探しをしてしまう原因

　誰もがあら探ししてしまうことはあるけど、過度なあら探しの原因のひとつに心理学の「**投影**」があるんだ。

　投影とは、自分の不安や苦痛を他人に押しつけること。

　例えば、幼い頃に親や周りの人に自分の話を聞いてもらえず、「自分語りはダメなことなんだ」という価値観がつくられたとするよね。すると大人になって、周りに自分語りをする人が現れたとき、その人を嫌うことで過去のネガティブな体験から自分の心を守っているんだ。

　つまり「**この人のこんなところが嫌だな**」と思うときは、**自分のネガティブな体験がその人を通して可視化されている状態**とも言えるんだ。

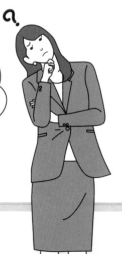

息を吸うように
ガチャを回すあの子が嫌い。
あれ、そういえば私も…？

呪いを解く心のクセづけ

ごきげんリストをつくろう

　ネガティブな体験を他人に投影しないためには、まず自分の**快の体験（安心できる体験）**を増やすのが大事だよ。そうすることで、過去のネガティブな体験を許容できるキャパシティも増えていくんだ。

　安心できる体験を増やすのに効果的なのが、「ごきげんリスト」をつくること。例えば、お風呂に入る、読書をするなど簡単な項目で大丈夫。リストをつくればいつでも見直せるし、「自分はこんなことで癒やされるんだ」という気づきにもつながるよ。ノートやスマホのメモに箇条書きで OK！ 自分の書きやすい道具を使って試しに書いてみよう。

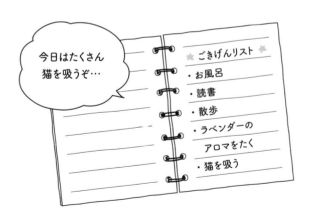

今日はたくさん
猫を吸うぞ…

★ ごきげんリスト ★
・お風呂
・読書
・散歩
・ラベンダーの
　アロマをたく
・猫を吸う

「見捨てられ不安」からくる
あら探しもある

親友や恋人など親しい人にだけあら探しをしてしまう人は、**「見捨てられてしまうかも」という不安が原因**かもしれないよ。

こういった不安を抱える人は、幼少期に親の情緒が常に不安定だったケースが多く、その代償として他人との関係で「理想の親子関係」を再現しようとする傾向にあるよ。

でも心の中には**「見捨てられ不安」**があるから、**「きっとこの人も自分を見捨てるんだ」と、相手の欠点ばかりが目に入ってしまう**んだ。

つまり無意識に、見捨てられる絶望から自分の心を守ろうとしているんだね。

乳幼児期の親子関係は特殊な関係だから、のちに出会う恋人や友人によって取って代われるものじゃないよ。安心できる体験を増やして不安が和らいだら、理想ではなく、目の前のその人と信頼関係を築いていけるといいよね。

まとめ

あら探しをしすぎると苦しくなるけど、あら探し自体はダメなわけじゃない。人間の脳はネガティブな情報に、より強い刺激を感じる傾向があるし、気分が悪いときはあら探しをしやすくなる特徴を持っているよ。これらは無意識に行っていることも多いから、気にしすぎなくても大丈夫。ゆっくりと自分の安心できる体験を増やしていこう。

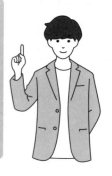

2 いい人間関係を築くコツ

いい人間関係を築くには、ささいなことでも相手を褒める意識が大切です。朝出勤して、同僚のネクタイが変わっていたら「そのネクタイ、センスがいいですね」と褒めてみるのです。褒められれば誰でも少しはいい気分になります。相手が上機嫌になってくれれば、人間関係はずっとスムーズになるはずです。

次に人見知りの方向けのコツを紹介します。それは、相手の目を見ずに相手の喉を見て話すことです。「目に殺気がある」「ガンをとばす」という言葉があるように目線は大きな力を持っています。ですが、目と目が合っている状態では緊張が生まれてうまく言葉が出てこなくなるものです。ただし、目を見ないのはもっと失礼。そこで、相手の喉を見る意識をもちましょう。

喉を見ていると、相手の目からの視線はダイレクトには見えないので、緊張を感じにくくリラックスできます。

小さい頃から「相手の目を見て話すんだよ」としつけられた私たちにとってはすぐにはできないので練習が必要ですが、一度覚えれば人間関係がとてもラクになっていくはずです。

精神科医 酒井和夫

第 3 章

仕事に潜む

自分いじめの呪い

なんで私はこんなにも物覚えが悪いんだろう…

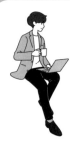

「頑張ってメモを取ったり、何回も復習したりしているのに、仕事がなかなか覚えられない」と悩む人も多いよね。頑張っているのに仕事が覚えられないと、「自分はなんてダメなんだろう」とみじめな気持ちになってしまうかもしれない。でも、仕事が覚えられないからといって決してあなたの能力が低いとは限らないんだ。

実は、**仕事が覚えられない原因のひとつは脳の疲れ**だと言われているよ。特に繊細な人や自己肯定感が低い人が脳の疲れを感じやすいんだ。繊細な人は、常に周囲の人の顔色をうかがって過ごす傾向にあるよね。そういった人は**周囲に気を配ることばかりに注意が向いて、必要な情報を一時的に保ちながら操作するための脳の処理能力（ワーキングメモリ）が低くなっている**可能性があるよ。

ここでは、そんな繊細な人向けに、その対策を紹介するね。

原因を知る

物覚えが悪くなる原因

　ワーキングメモリとは、現在行っている作業に対して必要な情報を一時的に記憶し、その記憶に基づいて一連の作業を効率的に実行する脳の働きのことだよ。

　繊細な人は職場でも「完璧にしなくっちゃ」「使えない人間だと思われたくない」「いつも自分の仕事ぶりを上司に見張られている」と思って、常に気を張っているよね。特に新しい環境になると、この傾向は強まると思う。

　でも、**周囲のことばかりに脳を使っていると、他に使えるメモリが少なくなって、結果的に仕事が覚えられない状況になってしまうんだ。**

　つまり繊細な人は仕事にも周りの人にもアンテナが向いてしまうから、他の人と比べて脳を使いすぎてしまっているんだね。

　次のページでは、脳の負担を軽減して、ワーキングメモリを効率的に使う方法を紹介するね。

Keyword

◉ ワーキングメモリ

作業や動作に必要な情報を一時的に記憶し処理する能力のこと。認知心理学で用いられる構成概念で、作業記憶、作動記憶とも呼ばれる。ワーキングメモリは、入ってきた情報を脳内にメモ書きし、どの情報に対応すればよいのか整理し、不要な情報は削除する役割がある。

呪いを解く心のクセづけ

感情を採点しよう

　ワーキングメモリを効率的に使うには、仕事をしているときに感じた「楽しい」「つらい」「緊張」などの感情を採点してみるといいよ。

　「電話を取るときの緊張レベルは…かなり緊張するから 8/10 点だな」「議事録つくるのは面倒だけど少し楽しい。面倒くさい 4/10 点、楽しい 4/10 点くらいかな？」。
　このように感情を採点することで、マイナスな感情を客観的に見れるし、「何度も経験している慣れた現象」としてとらえられるんだ。

　つまり、**感情の採点によって「感情の予習・復習」ができる**んだね。すると、仕事で同じような場面に出くわしたときも「来たな電話！ 緊張レベル 8/10 点だ」なんてユーモアも交えられて、脳の負担が減るんだ。この心のクセづけができれば、ネガティブな感情も少しずつ薄れていって、仕事も覚えやすくなるはずだよ。

> 今日の上司からの怒られイベントは、理不尽さ 10/10 点、しんどい 6/10 点かな

記憶に残る復習の仕方

実は、復習はすぐにするよりも、少し時間を置いたほうが記憶に残るんだ。カナダのウォータールー大学が、最適な復習タイミングは以下だと発表しているよ。

1回目 次の日に10分　　**2回目** 1週間後に5分　　**3回目** 1ヶ月後に2〜4分

これは、理解するために必要な記憶と、定着のために必要な記憶が違うからなんだ。**当日の復習は理解を深める効果はあるんだけど、記憶に定着しづらく、逆効果になってしまうんだって。だから、あえて次の日に復習して、記憶に定着させる必要があるんだね。**

このように期間をあけて繰り返し復習すると、「忘れてはいけない記憶」として脳に定着するんだ。ただ、内容自体をよく理解できなかった場合は当日の復習が有効だよ。「何かを覚えてもすぐに忘れちゃう」人はぜひ試してみてね。

まとめ

仕事を覚えられないのは、脳の疲れが原因のひとつ。だからこそ、脳を整理するちょっとした工夫で問題を軽減できるんだ。でも、そもそも仕事が自分に合わなかったり、職場の環境自体に問題があるケースも多いよね。頑張るのは大切だし、成長につながるけど、無理は禁物だよ。自分の心と身体を守ることを、いつも最優先にしてね。

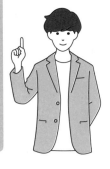

30 集中力が続かないとき

いろんなことに気が散って
しまって仕事が全然
進まない…

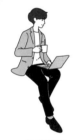

　最近はリモート作業も多くて、集中力を保つのが大変だよね。集中力は、いわばひとつの物事に注意を向け続ける力。できる人はずっと続くようなイメージがあるけど、どんな人にでも集中できる時間には限界があって永久に持続することはできないんだ。

　ある研究では、**50分以上同じことをし続けていると格段にミスが増える傾向があり、都度15 ～ 20分の休憩を取る**のが集中力を持続させるのに効果的だとわかっているんだ。長い時間頑張っていると、自分では集中力が続いていると思いがちだけど、実は脳は全然集中できていない状態なんだね。でも、こまめに休憩しても集中力が持続できないと悩む人も多いと思う。そこでここでは、どうしても集中力が切れがちのときにできる対策を紹介するね。

STEP 1

原因を知る

集中力が持続しない原因

　集中力が持続しないのは、睡眠不足や眼精疲労などの体力的な問題もあるけど、実は**日々の小さな意思決定によって脳が「決定疲れ」**を起こしているのも原因のひとつなんだ。

　集中力は、体力みたいに人それぞれ総量が決まっていて、集中した時間だけでなく、「今日の服は何着ていこうかな」「夕飯どうしようかな」といった日々の小さな意思決定でも消費しているよ。
　だから**仕事や家事などで何か気がかりなことがあると、その分意思決定の回数が増えて、集中力のリソースを使ってしまう**んだね。

　集中力の消費を軽減するには、「服のルーチンを決める」「曜日ごとに食べるものを固定する」といった日々の小さな意思決定をすぐにできるしくみを整えたり、習慣化したりすることで集中力の消費を軽減できるんだ。

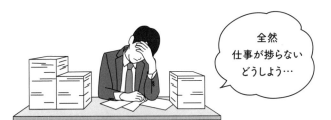

全然
仕事が捗らない
どうしよう…

呪いを解く心のクセづけ

かわいい動物の画像を見よう

　習慣化は大切だけど、すぐに取り入れるのは難しいよね。ここではすぐにできる集中力アップの方法を紹介するよ。

　2012 年の広島大学の研究で「**かわいい動物の画像**」が**集中力を上げる**ことがわかっているんだ。実験では、子犬・子猫の写真を見た後、ピンセットを使った細かい作業の効率が 44％アップしたんだって。かわいい動物を見ると、やる気や集中力に関係する脳の部位が活性化するんだね。見る時間は 60 ～ 90秒ほどが目安。動物じゃなくても、かわいい赤ちゃんの写真でも効果があるみたい。

　これなら仕事の合間で簡単に気分転換できるから試してみてね。

あぁこの瞬間だけは
仕事を忘れられる
（集中力リセット！）

すぐできる
集中力を持続させる方法

方法 01 おでこを冷やす

おでこのすぐ裏には集中力に関わる前頭前野があるんだ。おでこを冷やすと、そこに血液を集めようとして血流がよくなり、脳の機能が活発になって集中力が持続しやすくなるよ。

方法 02 落書きをする

イギリス・プリマス大学の研究で、「落書きをしながら作業すると、（集中力が持続して）記憶力が上がった」という結果が出たよ。脳は意識しながらのマルチタスクは苦手だけど、実は無意識下での並行処理は得意。落書きで手を動かすことで、脳のエネルギーを分散させ、集中力が長持ちするんだね。

まとめ

集中力が続かないと自信もなくなって、さらに集中力が下がる…なんて自己嫌悪ループにハマっちゃうこともあるよね。でも、集中力には人それぞれ決まった総量があるから、捗らないときがあるのも当たり前。どうしても集中できないときは思い切って休んで、省エネモードに徹するのも大事だよ。

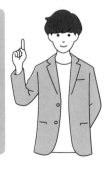

31

仕事で同じミスばかりしてしまうとき

なんで私はこんなにも
注意力が
ないんだろう…

　　仕事で「何度も同じミスをしてしまう」「どんなに注意を払っていてもミスが減らない」と悩んでいる人は多いよね。ミスは誰でもするけど、あまりにも同じミスを繰り返してしまうとどんどん自分に自信がなくなってしまうもの。

　　でも、心配しないで。ミスをしてしまうのはあなたに注意力がないわけではないよ。**人の脳は何かひとつのポイントに強い注意を向けると、ほかのポイントへの注意力が弱まってしまう性質がある**んだ。

　例えばミスが起きたときに、ミスの現象ばかりに注意が向いていると、ミスの原因には注意を向けられず同じ行動を繰り返してしまうループに陥ってしまうといったようにね。だから、**ミスは注意のバランスの問題**とも言えるんだ。

原因を知る

ミスが多い人の特徴

ミスが多い人は、主に5つの特徴があると言われているんだ。

1つ目は、**落ち込むけど反省はしないタイプ**。ミスをすると、「自分はダメだ、価値のない人間だ」とマイナス思考になるけど、「ミスをして迷惑かけちゃった」と、起きたことは振り返らない。

2つ目は、**仕事の詳細がわかっていないのに「わかった」と言ってしまうタイプ**。この人たちの言う「わかった」は、「完全に理解したわけではないけど」といった意図が隠れているんだ。

3つ目は、**複数のことを同時にやろうとするタイプ**。要領がよく見えるけど、脳が物事を処理しきれずにミスが起こるケースが多いよ。

また、4つ目の**セルフイメージが否定的なタイプ**も「できる自分」をイメージできないゆえに、ミスが生じやすいんだ。

最後の5つ目は、**そもそも悪い仕事環境の中にいるタイプ**。ミスするたびに上司に怒鳴られることが日常茶飯事だと、ミスが多発してもおかしくないよね。

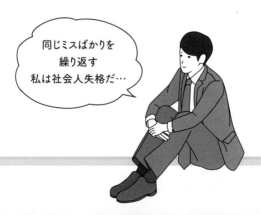

同じミスばかりを
繰り返す
私は社会人失格だ…

呪いを解く心のクセづけ

ミスの原因に目を向けよう

　ミスを防ぐためには、まずミスを忘れる心構えが大切になるよ。「ミスを忘れたらもっと状況が悪くなっちゃうんじゃない？」と思うだろうけど、**覚えるべきはミス自体ではなく、ミスの原因**なんだ。

　例えば取引先へのプレゼンがうまくいかなかった場合。そのとき「プレゼンがうまくいかなかった＝ミスの現象」ばかりを覚えていると、後で思い出して嫌な気分になったり、次の失敗が怖くてチャレンジしづらくなったりしてしまうよね。

　でも「資料作成やリサーチ等の準備が不十分だった＝ミスの原因」に注意が向けば、次にどう改善すればいいかが見えてくるはず。

　失敗そのものは成功に至るとは言えないけど、「失敗の原因」は成功を生む種になるよ。

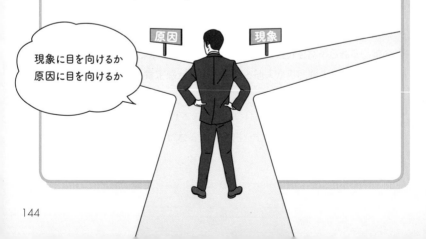

現象に目を向けるか
原因に目を向けるか

原因　　　現象

ミスをしにくい環境づくり

さまざまな注意が奪われやすい環境は、ミスが起きやすくなるよ。ミスを減らすには以下の環境づくりを心がけてみてね。

- 机の上は必要最小限のものしか置かない

- スマホは目に見えないところにしまっておく

- 未完了の仕事は完了するか、
  いつやるかを決めていったん手放す

また、声出し確認や指差し確認もおすすめだよ。発声や手・腕の筋肉運動が刺激になって、脳の認知機能が活性化し、的確に情報を処理できるようになるよ。

まとめ

仕事でミスを連発するとムダなコストが増えてしまうし、人からの信頼を失うリスクもある。できるだけミスはしないに越したことはないけど、どんなに優秀な人でもミスをゼロにはできないよね。だから大事なのは、ミスの現象ではなく原因に目を向ける心のクセづけなんだ。また自分のミスのタイプを知れば、ミスの傾向をつかめるから対策をイメージできるはずだよ。

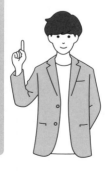

32

人にうまく頼れないとき

なんで私はこんなにも
自分でなんでも
やろうとしちゃうんだろう

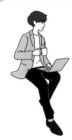

　　　何かトラブルが起きても、他人に「助けて」ってなかなか言えないよね。幼い頃から「人に迷惑をかけちゃダメ」といった親に教わった考え方が染みついていると、「自立できないと人として恥ずかしい」「自分１人でなんでもできなきゃいけない」と感じて、つい無理をしてしまう人もいるんじゃないかな？

　実は、こういった「他人に頼れない人」には共通点があるんだ。それは、「とても真面目」である点。このタイプの人は、**責任感が強すぎたり優しすぎたり、プライドが高すぎたりして、責任やトラブルを自分１人で抱え込んでしまう傾向にある**よ。

　もちろん自分１人の力で問題を解決しようとする姿勢は素晴らしいけど、ときには周りを頼って自分の肩の荷を下ろすのも大切。

　ここでは「頼り上手」になる方法を紹介するね。

原因を知る

人に頼れない原因

　人に頼れない原因はさまざまだけど、幼少期の環境が影響しているケースが多いんだ。

　例えば、父親がいない家庭だったために、母親は仕事や生活の悩みを相談できる人がいなかったとするよね。そのせいで、**子どもが母親の精神的な世話を引き受けていたというケース**もあるよ。

　また、小さい頃から**弱みを見せられない環境で育つと、他人への頼り方がわからなかったり、頼ること自体に人一倍抵抗を感じてしまったりする**んだ。すると、親子関係以外でも、学校やメディアからの「何でも１人でできて当たり前」「できないやつは価値がない」といった価値観も刷り込まれやすいよね。

　つまり、「**助けてもらうことで生じるメリット**」よりも、「**助けてもらうことへの抵抗**」のほうが勝ってしまうんだ。このような経験の積み重ねが、「人に頼る」のを躊躇させているんだね。

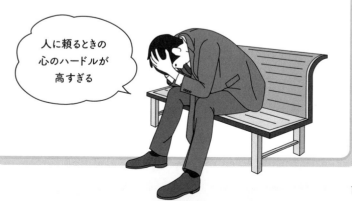

人に頼るときの
心のハードルが
高すぎる

呪いを解く心のクセづけ

頼り上手になるための
4つのポイント

　頼り上手になるためには、具体的な4つのポイントを意識してみよう。

名前を呼ぶ

名前を呼ぶことで、相手は「自分にお願いしてくれている」という承認欲求が満たされるよ。さらに、あなたからの信頼や敬意も伝わりやすいんだ。

表情と言葉はポジティブに

頼む相手と頼まれる相手はあくまでも対等。共感を得てから手伝ってもらうために、笑顔＋ポジティブな言葉を使ってお願いしてみてね。

結論から言う

長々と説明から入ると、その間に相手が断る理由を探し始める可能性があるよ。話しにくい内容でも、「○○社とトラブルがあったので同行していただけませんか？ 理由は…」と、結論から先に話そう。ただ、冷たい印象があるのも確かだから、話の終わりには相手の都合を聞くのも忘れずにね。

成果を伝える

助けてもらった後は「○○さんのおかげで資料を期日内に提出できました」と、手伝ってもらった内容の成果を報告しよう。相手の自尊心も満たされるし、「また手伝ってあげたいな」と思ってもらえるよね。

33

ついついやるべきことを
先延ばししてしまうとき

やるべきことができない
私は意志の弱い
人間だ…

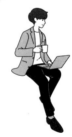

「やるべき課題があるけど、まだ締め切りは先だから大丈夫」と思って、ダラダラ過ごしてしまった経験って誰にでもあるよね。そして、土壇場で焦り始めてきつくなってしまう。こんな自分をどうにかしたいと思っている人もいるんじゃないかな。

よくある先延ばしグセ対策で有名なのは、「まずはやり始めること」だけど、それができるなら誰でも先延ばしなんてしないよね。それほど、**先延ばしグセってなかなかなくならないもの**なんだ。

ここでは、そんな「心の底まで先延ばしグセが根づいている人」のために、自然と先延ばしグセがなくなる方法を紹介するよ。

原因を知る

先延ばしグセの原因

　先延ばしグセのある人は、意志が弱いとかメンタルに問題があるとか悩む場合もあるかもしれないね。だけど、医学博士の吉田たかよし氏は、「先延ばしグセは心の弱さからくるものではない」と言っているよ。つまり先延ばしをしてしまうクセが脳に習慣づいているだけなんだ。

　それもそのはずで、人は狩猟採集生活を送っていた時代から、「今の瞬間」を優先して行動する性質があるんだ。**締め切りが遠いほど、報酬（終わらせることによる快感など）が少ないと判断され、いま気持ちいい行動が優先される**よ。

　しかも**終わらせるべき作業が難解でストレスが大きいほど、報酬は少ないどころか差し引きマイナスになる（ように見える）**から、先延ばしして当たり前だよね。だから、作業のハードルを下げる脳の習慣を身につけることでストレスを減らしていこう。その対策を次ページで紹介するね。

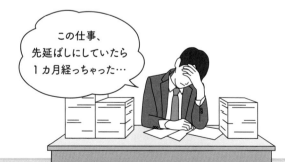

この仕事、先延ばしにしていたら１カ月経っちゃった…

呪いを解く心のクセづけ

作業を細分化しよう

　作業のハードルを下げる一番簡単な方法は、「**作業を細分化する**」こと。企画書を先延ばししているときは、「ソファから立ち上がる」「PC をつける」「表紙をつくる」「類似の企画書を探してみる」など、「**そんなことまで?**」と思うレベルまでとことん細分化していこう。

　人の脳は簡単なことをしようとするときによく動くよ。**簡単にできることを消化するのは脳にとって快感だから、それを得ようとして、身体や思考が自然と動き始める**んだ。
　逆に、「なにから手をつけていいかわからない」状態が一番先延ばしを招くよ。もし初手がわからないときは、潔く上司や同僚など周りの人に聞いてみるのもおすすめだよ。

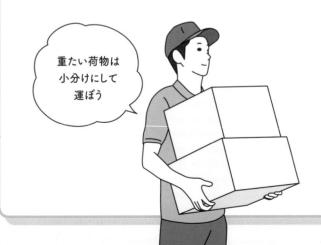

重たい荷物は
小分けにして
運ぼう

自然と作業に入るクセがつく
プランニング

　先延ばしグセの習慣を改善するには、まず「if-then プランニング」をやってみよう。このプランは、心理学における効率アップ用のテクニックで、**先延ばしをする前に「もし A が起きたら B をやる」と、あらかじめプランを立てておく方法**なんだ。

　具体的には、先延ばしをしてしまうとき、いつもスマホを手に取るという習慣があるなら、「作業中にもしスマホを手に取ったら、ペットの猫を触る」「Twitter を仕事中に開いてしまったら、すぐに閉じて再び作業に戻る」といった感じで実践してみよう。「これをやったらこれをする」と身体にじっくりなじませてね。

まとめ

　先延ばしグセの改善は、対策を習慣化するのが大事だから、「作業の細分化」を中心に続けてみてね。でも先延ばしは悪いことばかりではないんだ。いつまで先延ばしするかを明確に決めて、時が来たら確実にタスクを遂行すると、自己管理能力アップにもつながるよ。自分の先延ばしグセに気づき、それをうまくコントロールしていければいいよね。

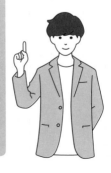

34

周りの期待に
応えられていないと感じるとき

周りの期待に
応えられない
私は役立たずだ…

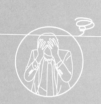

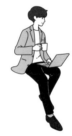

　誰かに期待されると嬉しい反面、「自分は職場で周りの期待に応えられていない気がする」「私って役立たずかも…」「いつも何かに監視されていたり、追われている感覚がする」など、漠然としたプレッシャーを感じるときもあるよね。

　でも、あなたは役立たずなんかじゃないよ。過度に周りの期待を気にしてしまうのは、「役立たずな自分」の自己イメージが邪魔しているだけなんだ。もし**人の期待に応えられなかったとき、「会社やコミュニティでの価値」は変わる**かもしれない。でも **「自分自身の価値」は絶対に変わらない**と覚えておいてほしいな。

　ここでは、周りの期待に応えられていないと感じる原因と対策を紹介するね。

原因を知る

周りの期待に応えられて いないと感じる原因

　周りの期待に応えられていないと感じる人は、「自分はダメな人間だ」と思わされてきた過去があるかもしれないよ。

　例えば、何か挑戦しようとしたときに、親や周囲の大人から「お前にできるはずがない」「こんなこともできないの?」と言われたことで、**「自分は基本的に人の期待に応えられない」という自己イメージがつくられてしまう**ケースがあるんだ。

　その自己イメージが固まってしまうと、たとえ誰かにマイナス面を指摘されなくても「きっと期待に応えられていないに違いない」と常に考え、失敗したときの心の保険をかけようとするよ。

　また、実際は**期待に応えられているときがあっても、自己イメージを守るために「応えられない自分」にだけフォーカスを当ててしまう**んだ。それでは、だんだんつらくなるよね。

　だから、まずは自分がどんな自己イメージを持っているかを認識してみてね。その次に対策を試すことで、少しずつ明るい自己イメージが持てるようになるよ。

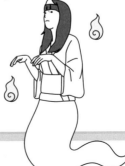

いつもカメラに映れない… どうせ私は期待に応えられないんだ

呪いを解く心のクセづけ

成功リハーサルをしよう

　明るい自己イメージをつくっていくためには、頭の中での成功や勝利のイメージを味わう「**成功リハーサル**」が効果的だよ。

　イギリス・ケンブリッジ大学のジョン・コーツ博士によると、**成功体験をイメージするだけで、テストステロンと呼ばれるホルモンの受容体の数が長期的に増加する**んだって。このホルモンは、モチベーションを高める働きがあるから、自己イメージの向上を助けてくれるんだ。

　例えば、営業成績が伸び悩んでいるときは、何かの拍子で優良顧客を多く獲得できた状況をイメージしてみて。

　この「成功したきっかけ」は具体的に想像できたら尚よし、できなくても問題ないよ。**大切なのは、成功したときの上司の驚いた顔や、顧客が喜んでくれた笑顔を見たときの自分の気持ちも想像する**ことなんだ。

　このような成功リハーサルを積み重ねて、少しずつ自信を高めていこうね。

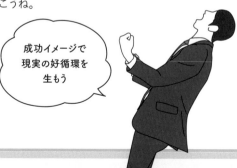

成功イメージで
現実の好循環を
生もう

失敗リハーサルとも組み合わせよう

成功リハーサルは大切だけど、一番効果的な訓練は失敗リハーサルを組み合わせること。**成功リハーサルに、途中で失敗した場合を割り込ませた後、見事に復調して成功する流れをつくりだそう。**

まず、運よく営業成績も上がり、好調の波に乗っている様子を想像してみてね。でも、そのあと何か人前で失敗して落胆する様子や、可能なら上司や後輩のがっかりする様子も思い浮かべてみよう。

「もう終わりだ」と思ったところで、あなたは見事に落ち着きを取り戻し、自己ベストの成績を叩き出すんだ。すると、自分自身が奮い立つ感覚が少しでも湧くはずだよ。このように、**失敗と成功のリハーサルを同時に行うと、「ダメな自己イメージ」への不安を克服するイメージが持ちやすくなる**んだ。さらに失敗時の危機管理能力も鍛えられるから、仕事の能力自体も上がる可能性があるよ。いきなり失敗リハーサルをしたら心が折れそうな人は、成功リハーサルに慣れた後に取り入れてみてね。

まとめ

周囲の期待に応えられていないと感じるのなら、その原因を知ったうえで、成功・失敗リハーサルによって自己イメージを少しずつ高めていこう。

原因を知ることで客観的な視点が生まれ、「期待を裏切る恐怖」が和らぐし、リハーサルをすることで、「失望される勇気」と「成功する勇気」の両方を持って過ごせるようになるはずだよ。

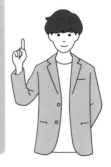

3 仕事のストレスと向き合うコツ

　みなさんは仕事に対して漠然としたストレスを感じていないでしょうか? 仕事のストレスは大きく3つに分けられます。まずは自分がどのストレスを抱えているのかを知れば、おのずと対策は見えてくるはずです。

❶ **仕事の性質が自分に合っていないストレス**
　（自分に不向きな仕事ばかりをしているとストレスを感じやすくなります）

❷ **仕事の量が多すぎるストレス**
　（誰でも残業が100時間を超えたら不調になります）

❸ **人間関係でのストレス**
　（仕事は好きでも人間関係がうまくいっていないと会社に行くのがつらくなります）

　❶の人は異動願いを出したり、転職をしたりして仕事の性質を変えることが重要です。

　❷の人は同僚に仕事を振ったり、上司に相談したりして何が何でも仕事量を少なくしましょう。

　❸の人にはイメージ療法が効果的です。自分の身体の周りが1〜2cmの厚さのクリスタル板で守られているイメージを強く思い描きます。誰かの悪意が向かってきてもクリスタル板を通過できません。嫌味を言われても、パワハラに相当することを言われても、自分は全く安全です。なぜなら、クリスタル板は通過できず自分には全然届かないのですから。

精神科医　酒井和夫

第 4 章

日常に潜む

自分いじめの呪い

眠れなさすぎて
自分にイライラ
してしまう…

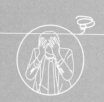

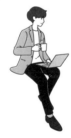

「疲れているのに全然寝つけない」「眠れない日が続いてとても不安」。このように睡眠に対する悩みを抱えている人は多いと思う。寝たいのに眠れないと精神状態はもちろん、疲れやすくなったり、日中に眠気が襲ってきて作業の効率が落ちたりするなど、身体にも影響を及ぼしてしまうよね。

実は、厚生労働省の調査によると**日本の成人男女の約 20% が十分に睡眠を取れていないと感じている**という結果が出ているんだ。つまり、5 人に 1 人は睡眠に問題が生じているんだね。でも、人生の大部分は睡眠の時間が占めているから、ずっと睡眠不足がついてまわるのも考えもの。

ここでは、そんななかなか眠れない人のために 3 つの対策を紹介するね。

すぐできる！
眠れないときの3つの対策

対策 01 布団から出る

眠れないとどんどんストレスが溜まるし、「このままずっと眠れなかったらどうしよう」と怖くなってくるよね。ベッドの中にいると、この不安な気持ちが増してくるケースが多いから、一度布団から出てみよう。

対策 02 換気する

デンマーク工科大学は、二酸化炭素の濃度が少ないほど睡眠の質が上がるという実験結果を発表しているよ。この理論をできる範囲で実行してみるのがおすすめ。例えば、換気扇を回したり、10分程度窓を開けてから、エアコンを使ってみたりしてみよう。

対策 03 リラックスする

最後は、もう一度布団に戻ってみよう。そのとき、筋肉の緊張状態を解くことを心がけてね。まずは、深呼吸後、数秒足に力を入れて、息を吐きながら力を抜いていこう。足と同様に膝下、膝上、お腹、胸、手、腕、顔、全身と続けてみてね。

まとめ

眠れないと、布団の中で悶々としてしまうけど、大切なのは一旦気分を切り替えることなんだ。ずっと不安な状態を続けるより、何かを変化させたほうがきっと安心できるよ。また、3つの対策法はすべて実践しなくても大丈夫。そのときの気分で、好きな方法を試してみてね。

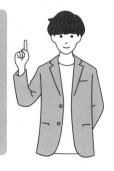

いつになっても片付けが
できない私は
ずぼらな人間だ…

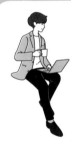

　　　片付け自体はできるのに、取りかかるまでが長い「片付け苦手さん」はたくさんいるよね。「明日こそ片付けよう」「週末まではいっか」と思っているうちに、急なお客さんが来ることになって焦る…なんてエピソードもあるあるだよね。

　実は**片付けは、脳のいろんな部分を同時に働かせる、とても負荷のかかる作業**なんだ。例えばだけど、暗算をしながら運動をして、将来の計画を立てるようなものだよ。想像以上に大変だよね。

　だから、仕事からの帰宅後や空き時間を利用して進めるのは、難しい場合が多いんだ。

　ここでは片付け上手になりたい人のために、脳の負担を軽くする「頑張らない片付け術」を紹介するね。

すぐできる！
頑張らない片付けのコツ

コツ 01 アラームをかける

気が向いたら片付けるという気持ちだと、ずっとできないままだよね。片付けるきっかけをつくるためにも、アラームを使って片付けを習慣化してしまおう。例えば、毎週土曜日の12時にアラームをかけて、5分でも片付けをするといったクセをつけてみてね。

コツ 02 初めは5個ルール

人の脳は、一度でも何かをやり始めるとスイッチが入ると言われているよ。それを応用して、数を数えながら、まずは5個だけ片付けてみよう。そうしているうちに、「あともう5個片付けてみようかな」といった気持ちになり、片付けが捗りやすいよ。

コツ 03 区画を分ける

片付けが難しいのは、部屋のすべてを一度に片付けようと思ってしまうから。まずは頭の中で部屋の地図をつくって、机区画やタンス区画などに分けてみよう。ひとつの区画だけ片付けたり、片付かない場所に箱を置いてみたりすると、考えがスッキリするよ。

まとめ

　意外にも、片付けはものすごく脳が疲れる作業なんだ。だから、思うように片付けができなくても「自分はずぼらだ…」と落ち込まなくて大丈夫。
　もちろん人によっては、片付けないほうが落ち着いたり、作業が捗ったりする場合もあるしね。一番自分が心地よいと思えるスペースをつくれるといいよね。

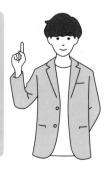

37

人の話を聞くと疲れてしまうとき

話を聞いているだけなのに
すごく疲れる
私は聞き下手だ…

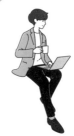

　「話し上手」より「聞き上手」のほうが、人とコミュニケーションを取るうえでは大切だと言われる場合が多いよね。たいていの人は自分の話を相手が傾聴してくれると、話しやすくなるもの。**傾聴とは、耳と心をじっくりと相手に傾けること**だよ。

　傾聴には「注意深く聞く」「相手の言葉を繰り返す」「理解したことを要約する」という3つの重要なステップがあるんだ。これができれば、相手とのスムーズな会話ができるよ。でも、**繊細な人や感情移入しやすい人は、傾聴するだけですごく疲れてしまう**よね。もし、あなたがそのようなタイプなら、自分のエネルギーを奪われない傾聴方法を覚えてみてね。

　ここでは、心理学を活用した、疲れない傾聴方法を2つ紹介するよ。

すぐできる!
疲れない話の聞き方のコツ

コッ 01 自分の心と相手の心を切り離す

疲れずに話を聞くには、自分の心と相手の心を同化させないことが大切だよ。そのためには、相手に関心を持ちながら、相手の考えを受容しつつ、何を言われても「自分と他人の境界線」を意識するのを忘れないでね。

コッ 02 相手の「今」に集中する

他人との会話において、つい「ここでいい反応をしないと嫌われてしまうかも」と想像してつい気を遣ってしまう場面があるよね。でもそれは相手の考えではなくて、自分の考えでしかないんだ。自分の考えは一旦脇に置いて、相手が話している「今」と相手の存在そのものに集中して傾聴してみてね。

まとめ

傾聴って簡単なようで、実は結構技術が必要なんだ。迷ったら、最初に紹介した3つのステップや対策を参考にしてみてね。でもあまり頑張りすぎちゃうと、今度は自分が疲れてしまうから要注意。そんなときは、自分と相手の間に「透明な壁」があると思ってみたり、境界線があると想像してみたりして、「聞き疲れ」を防いでいこう。

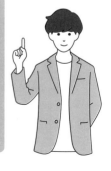

また明日から
頑張らなくちゃ···

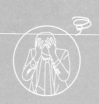

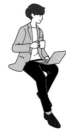

　　　休み明けの前日は、明日から仕事や学校で頑張らなくちゃと思うから、憂うつな気分になるよね。また、休日は寝溜めをする人も多いんじゃないかな。でも、寝溜めをすると、睡眠時間のサイクルが崩れてしまうこともあるよね···。

　休日のたびにこのような生活をしていると、「**社会的時差ボケ**」が生まれやすくなるんだ。社会的時差ボケは、平日と休日で、睡眠のタイミングや睡眠時間がズレることだよ。**社会的時差ボケで体内時計が崩れてしまうと、睡眠時間が十分取れていても、気分が憂うつになってしまう**んだって。でも、忙しいと寝溜めせざるを得ない場面も多いよね。そこで、ここでは寝溜めをしても憂うつな気分に対処できる 3 つの方法を紹介するよ。

すぐできる！ 休み明けの
憂うつを吹き飛ばす3つの方法

~ 休み明け前 ~

方法 01 知らない場所を散策する

新しい場所を散策すると、脳内で神経伝達物質のドーパミンが放出されるよ。ドーパミンは「快楽」を与えてくれる役割があるから、憂うつな気分を払拭できるんだ。

~ 休み明け後 ~

方法 02 休み明けの「やる気テーマソング」を用意する

音楽はモチベーションを上げてくれることが研究でも実証されているんだ。試合前にスポーツ選手も取り入れている方法だから、好きな音楽で一度試してみてね。

方法 03 朝に散歩する

脳科学では、運動機能を司る「大脳皮質運動野（だいのうひしつうんどうや）」とやる気を司る「側坐核（そくざかく）」には、密接な関わりがあると言われているよ。また、朝日を浴びると、やる気に関わる「セロトニン」も活性化するから、朝散歩は憂うつな気分を晴らすのにピッタリなんだ。

まとめ

脳のしくみや習慣の変化を意識すると、休み明けの憂うつな気分が軽減されやすいよ。ここで紹介した以外にも、交感神経を優位にするために、休み明けの朝にはシャワーを浴びたり、昼には豪華なランチを食べたりするなど「休み明けの楽しみ」をつくるのもおすすめだよ。

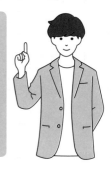

39

休んでいるけど休んだ気がしないとき

今日も
せっかくの休日を
ムダにしてしまった…

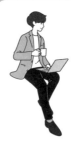

　　　いつも仕事や勉強を頑張っている分、休日は有意義に過ごしたいと思うもの。でも、「貴重な休みだったのに、結局寝てばかりだった…」「気づけばスマホばかり眺めて、一日をムダにしてしまった」と後悔して、よけい疲れることもあるよね。もっと効果的に休むにはどうしたらいいんだろう？

　実は、**休み方には「攻め」と「受け」がある**んだ。「休みって受け身だけじゃないの？」と思うよね。

　上記のように、**無意識で行っていたり、他人から与えられたものを消費するだけの休憩は「受け」の休み**だよね。

　産業組織心理学者のキャリー・クーパー氏は、**「攻め」の休みとは、「コントロール感」がある休み**だと話しているよ。

　コントロール感とは何なのか、詳しく説明していくね。

攻めの休みを意識しよう

受けの休みとは、ぼーっとテレビを見たり、布団の中でゴロゴロ過ごす休み方のこと。もちろん、このような休み方も必要なんだけど、現代人が忘れがちなのは「攻めの休み」なんだ。

攻めの休みとは、目的を持った休み方のこと。例えば、「明日は楽器の練習をしよう」「体力をつけるために筋トレをしよう」など、明確な目的を持って積極的に休むことだよ。一見難しそうだけど、やる気がなくても**「予定を自分でコントロールしている」感覚さえあれば OK** なんだ。

ストレス解消に最も必要なのが、この「コントロール感」だと言われているよ。

具体的には、外からはダラダラしているように見えても、「仕事を忘れるために思いっきりダラける」と意識していれば、どんな休み方でも攻めの休みになるんだ。

まとめ

攻めの休み方のルールは、「休憩の目的を明確にする」のと、「最初に決めたとおりに休む」の 2 つだよ。計画的に休む姿勢が自分のコントロール感を育てて、さらには心も身体も超回復してくれるんだ。もちろんどうしようもなく頭も心も疲れているときは、何も考えずに休む「受けの休み」も必要だからあまり気負いすぎないでね。

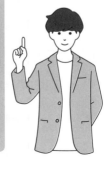

私は時間に
ルーズな人間だ…

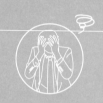

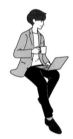

　「遅れるつもりはないのに、いつも待ち合わせに遅れてしまう」「遅刻防止に時計を5分早めてもまだ5分ある、と思って結局遅れてしまう」。このような遅刻グセに悩んでいる人は、案外いると思う。改善しようと意識しても、遅刻グセってなかなかおしにくいものだよね。

　実は、**時間にルーズな人の中には「タイミング感覚」をつかみにくい人が多い**と言われているよ。タイミング感覚は、決めた目標に対して計画を立てたうえで手順を考え、実行し、その結果を確認する能力なんだ。

　だから、遅刻グセのある人はまず「タイミング感覚を鍛える」のが効果的だよ！ 次のページではタイミング感覚を鍛える2つの方法について紹介するね。

Topic

すぐできる！
タイミング感覚を鍛える 2つの方法

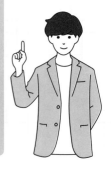

方法 01 体内時計を鍛える

まずは、日常のちょっとした行動でタイミング感覚を養ってみよう。例えば、トイレや食事、ネットサーフなど、日常的な行動に費やす時間をスマホのストップウォッチなどで測ってみてね。「○○するときには◇分かかる」と認識することで、徐々にタイミング感覚が鍛えられていくよ。

方法 02 目標に向かうための準備期間に音楽を利用する

次は音楽を使ってタイミング感覚を養うよ。まずは、家を出るまでに必要な各タスク（着替えや化粧など）の時間と、その合計時間を測ってみてね。次に、各タスクに合ったお気に入りの曲を選んで、選んだ音楽の合計時間を計算してみよう。そうすると、「この曲が終わるまでに家を出なきゃ！」と、わかりやすい基準ができるよ。5分コース、30分コースなど準備時間に合わせたプレイリストをつくってみるといいかも。

まとめ

　「タイミング感覚」と聞くと「音楽やダンスだけの話でしょ？」と思うけど、実は日常のちょっとした計画性にも関係していたんだね。遅刻グセは改善が大変だけど、職場や学校の環境が変わったり、自分のペースでできる仕事に転職したりしたら全然遅刻しなくなった人もいるよ。タイミング感覚は、ストレスにも影響されやすい能力だから、無理せず自分のペースで頑張ろうね。

4 自律神経を整えるコツ

　自律神経は自立神経ではありません。自ら、律する神経系です。自ら律するとは、私たちの心の働きとは関係なくという意味です。

　外界の温度は常に変化し、食べ物も十分でないときもあります。そのような、体の外側と内側の変化に対して、人間の身体を一定に保ち続けようとするのが自律神経系の働きです。

　例えば外界の温度が高くなっているときに、発汗を促して体温の安定を保ちます。このような働きが十分でないと生物は生きていけません。

　ではどうすれば、自律神経の働きをよくできるか？　一番効果的なのは、自律神経を「ゆさぶる」ことです。

　そのひとつが温冷交代浴です。体温を高温から急に低温に変化させると、自律神経は「いったい何が起こっているのだろう。いずれにせよ非常事態だ」と活発に働くようになります。自宅で行う場合は、お湯に浸かった後に水シャワーを1分ほど浴びても同様の効果が得られます。

　このように運動や入浴、ストレッチを含め、人為的に体に負荷をかけることで自律神経系はスムーズに働くようになるのです。

精神科医　酒井和夫

第 5 章

自分を知る
練習ノート

自分を知るほど
心がラクになる

　本編ではさまざまな自分いじめの呪いをもとに、自分の感情や思考について考えてきたよね。でも、なかには「書かれた対策だけじゃ改善しなかった」人もいるんじゃないかな。

　そこで本章では、根本的な対策として「**自分を知ること**」をおすすめしているよ。

　人の悩みや不安の9割は、人間関係からくると言われていて、他人との関係をよくするためには、自分のことを知る必要があるんだ。

　自分のことを知るには、自分の「行動」と「感情」を結びつけてストーリーとして解釈するのが効果的だよ。

　例えば、あなたが今、街で道に迷っていたとするよね。それでも、なるべくまっすぐ前を見て歩いているよ。その理由は？「勧誘の人から話しかけられないようにする」怖がりさんだから？　もしくは、「お上りさんと見られるのは恥ずかしい」見栄っ張りさんだからかもしれないよね。

　こんなふうに自分の行動と感情を結びつけてみると、あなたの性格が浮かび上がって、自己理解が進むんだ。**自己理解が進むと、今度は「他人の行動と感情」を結びつける**ときの引き出しが増えるよ。もし無言の圧力を発している人を見ても、「怒っているんじゃなくて、疲れているだけかも。私もそういうときあるし…」といったように、他人の気持ちを理解しやすくなり、人間関係がスムーズになりやすいんだ。

　このように**自分や他人の行動と感情を結びつけて、心を解釈しようとすること**を、心理学では「**メンタライゼーション**」と言うよ。メンタルの安定からキャリアアップまで、全般的な人生の向上に役立つと言われているんだ。

　次ページから、もっと深く自分を知っていくための方法を紹介していくね！

自 分 を 知 る 2 つ の 方 法

「あなたはどんな性格の人？」と聞かれたとき、多くの人は自分の過去の行動や感情を「現在の自分」が解釈して答えるよ。

例えば、あなたは過去の経験から、ひとりで過ごすことが多いと自覚していたとするよね。そんな自分を今の自分が肯定しているなら「インドア派です」と答えるし、否定していたら「人見知りです」と答えるかもしれない。

こんなふうに、**人間の「自己イメージ」は「過去の記憶」と「それを解釈する現在」から形づくられる**んだ。だから、自分を知るには「過去」と「現在」の2つの側面からとらえるのが重要なんだね。それぞれの側面の自分をとらえる方法は以下の2つ。

方法1 現在の感情と思考を知る

過去を振り返る前に、まずは「現在の自分」を知ろう。人間の意識は、放っておくと「明日これをやらなきゃ」「昨日あんなことを言われた」といった、過去や未来の不安でいっぱいになってしまうんだ。

ときどき現在の感情と思考に注意を向ける習慣をつけることで、「デフォルトモードの安定した自分」がつくられて、フラットな判断能力が身につくんだ。

方法2 ライフストーリーで過去を知る

次は、ライフストーリーをつくって過去の自分の行動と感情を結びつけてみよう。過去の経験を現在の自分がどのようにとらえているのかを知り、再度過去を見つめ直すことで、安定した自己イメージができるよ。

過去は変えられないけど、それを解釈する「現在」は変えられる。過去を見つめ直して、「自己イメージ」を安定させよう。

次のページから、早速2つの方法をそれぞれ実践してみよう！

現在の感情・思考と向き合う

　まずは現在の心を「感情」と「思考」に分けて注意を向ける練習をしてみよう。過去や未来の不安は、思い込みや心のクセが発動しやすいよ。自分を知るには、現在の心に注意を向けるのが一番。**今、この瞬間の感情や思考について、「いい・悪い」の価値判断をせず、ありのままを受け取ろう。** 思考と感情はきれいに分けられるものではないけど、2つのバランスが大事だから交互に練習してみてね。

マインドフルネス

　P.41 でも瞑想について書いたけど、ここではより「自分の感情を感じ取る」意識を強めたマインドフルネス瞑想法を紹介するよ。

　マインドフルネスでは「いい・悪い」の判断をせずに素直に感情を受け入れるのが大事なんだ。だから、無理に集中しなくても大丈夫。雑念やネガティブな思考が浮かんでも、「こんなことが浮かんでいるな」と、そのまま受け入れてね。**「いい・悪い」の価値判断をせずに感情や思考を受け入れられると、自分のネガティブな過去（失敗や挫折体験）もフラットに認識しやすくなるんだ。**

マインドフルネスのやり方

01

静かに座り、
目をつむって意識を
呼吸に集中する

02

浮かび上がってきた感情や
思考を価値判断せず、
「私は今こう感じている」
と観察する

03

1分〜10分ほど
続ける

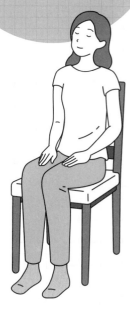

ジャーナリング

　自分の感情を「いい・悪い」の価値判断をせずに感じ取れたら、次は感情を言葉にしてみよう。**自分を知るには、感情を感じ取るだけでなく、言葉にして説明する作業が効果的**だよ。

　ここでは、「書く瞑想」とも呼ばれる**ジャーナリング**のやり方を紹介するね。

　ジャーナリングとは、5分や10分など時間を決めて、思いついたことをひたすらノートや紙に書き出していく作業だよ。書く内容は、喜び、悩み、悲しみなどなんでもOK。

　「今、なんだか気分が悪い。昨日友達と喧嘩したからかな?」「猫がかわいい」など、思いつくままに書き出してみてね。誤字脱字や文法の間違いがあっても、そのまま書き続けていこう。

　感情を言語化するスキルは、否定的な思考から距離を置く能力にもつながっているんだ。嫌なことは考えたくないと思いがちだけど、脳は「いったん頭の外に出した考えは記憶しておく必要がない」と判断する傾向があるよ。だから**感情の言語化スキルが高まるほど、自分を一段上から観察できて、メンタルがみるみる安定していく**んだ。

　もしかしたら、ジャーナリング中に「こんなことを書く自分はダメ人間では?」「恥ずかしい」といった感情が浮かぶ場合もあると思う。それでも、安心して。「いい・悪い」の価値判断はせず、「あ、今こんな感情が浮かんできているな」と、自分を客観視しながら書き続けてみてね。

ジャーナリング の やり方

//

01 ノートとペンを用意する

スマホでも OK だけど、できれば五感を刺激できる手書きがオススメだよ。

⬇

02 テーマを決めて書き始める

「今感じていること」を思いのままに書くのもいいし、「悩み」「感謝していること」「楽しみにしていること」、もしくは「億万長者になったら何がしたいか」「理想の人生とは」みたいなテーマにしてもいいね。最初は文章じゃなくて箇条書きでも大丈夫だよ。

⬇

03 継続する

1回の長さより、少しずつでも習慣化していくほうが大切だよ。最初は1回1分〜5分で区切って、週1回、休日の寝る前にちょっとずつ書いていく…といった感じで始めるのがおすすめ。

ジャーナリングの例

ジャーナリングといっても何を書いたらいいかわからないな。何書こうかな？ そういえば最近モヤモヤするけどなんでだろう。先週、上司にみんなの前で怒られたからかな？ あのときは本当に頭が真っ白になったけど、夜になって悔しさがこみ上げてきて泣きまくったな。上司もひどいけど、私もミスしたから反省しなきゃ。ミスしないようにしないと。でもやっぱり上司もひどいな。みんなの前で言うことないのに。こんな愚痴ばっかり書いててもいいのかな？ そういえば昨日、犬の散歩をしていたらすごく親切に話しかけてくれたお姉さんがいた。少し元気が出た。人生山あり谷ありだよね。

ライフストーリーで
過去と向き合う

　自分を知るもうひとつの方法として、ライフストーリーがあるよ。**ライフストーリーとは、幼少期からの自分の人生を、経験をもとに物語として語ること**。みんなにも、幼少期から現在に至るまでの人生のストーリーがあるよね。

　例えば「子どもの頃から絵を描くのが好きで、今はデザイナーの仕事をしている」「小学生の頃、周りを笑わせるのが得意だった。今でも周りの人が笑ってくれるのが一番の生きがい」など、**現在の自分のあり方とそこに至る経過をうまく説明する物語をつくることで、安定した自己イメージを認識できて、さまざまな自分いじめの呪いに対処しやすくなるんだ。**

　心理学では、自己イメージは小学生〜中学生頃に固まると言われているよ。だから、なるべく小学生や中学生以前の経験を優先して書いてほしいけど、覚えていない人も多いよね。そんなときは今の自分から遡っても大丈夫。書いていくうちに芋づる式に思い出せる場合もあるから安心してね。

ライフストーリーのつくり方

01
ポジティブ・ネガティブ問わず、自分の内面に強く影響を与えた出来事や、記憶に強く残っている出来事を思い出してね。

02
その出来事が起きた年齢、出来事の内容、出来事が起きたときの感情を書いてみてね。そのとき、出来事はなるべくネガティブ・ポジティブの両方をバランスよく書こう。

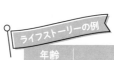

年齢	出来事	気持ち
6歳	母親に何度も 本を読んでとねだっていたらしい	覚えていない
9歳	親に「言い訳するな」と 怒られるようになる	理不尽に感じた。本音を 言わなくなった。私がわが ままなのかな？
10歳	クラスで「図書係」になった。みんなに 面白い本を紹介したら「もっと紹介して ほしい」と言われた。さらに読書が好き になった。	みんなに認められたよう で、心が温かくなった。 もっと周囲の役に立ちた いと思った。
13歳	中学では友達ができず、孤立しがち →話しかけてくれた人と親友に	理解してくれる人が1人 でもいればいいやと思っ た。
18歳	初めて彼氏ができる →2カ月で別れ	自分の本音を相手に伝え られず、つらかった。恋愛 するのが怖い。
20歳	大学で小説サークルに入部	本格的に本の仕事がし たいと思った
22歳	就活で出版社を受けたが、全滅。 書店でアルバイトを開始	就活は自分を否定されて いるようでつらかった
25歳	小さな出版社の営業職に就職。	本を直接つくれなくても、 本に貢献できて嬉しい

ライフストーリーをつくるための 10 の質問

///

　ここではライフストーリーをつくるうえで、過去の出来事を思い出す手助けとなる質問を10個紹介するよ！ この答えをそのままライフストーリーの「出来事」に書いてみてね。

Q 1 人生で一番楽しかったことは?

Q 2 人生で一番の成功体験は?

Q 3 人生で一番の挫折体験は?

Q 4 言われて嬉しかった言葉は?

Q 5 言われて傷ついた言葉は?

Q 6 親や養育者から一番されて嬉しかったことは?

Q 7 今の趣味をやりだしたきっかけは?

Q 8 一番時間を忘れて没頭できることは?

Q 9 一番怒りを感じることは?

Q 10 一番恐怖を感じることは?

左ページの質問の答えをもとにライフストーリーをつくってみよう。

年齢	出来事	気持ち

ライフストーリーをつくると
どうなるか?

ここではライフストーリーをつくったフォロワーさんたちの声をいくつか紹介するね。

CASE 1

「楽しかった出来事」を時系列で見ていくと、同じ単語や感情が複数出てくることがわかって、自分を幸せにする方法が見えてきました。すぐに落ち込むクセがありましたが、自分で自分を励ませるようになり、かなりメンタルが安定してきています。

CASE 2

すぐに自分を責めてしまうクセがありました。でも、自分の人生を「いい・悪い」の価値判断しない+アウトプットして吐き出すことで、過去のつらい失敗も「そんなこともあったな」と生きる糧にできました。

CASE 3

これまで長女→事務員→母親と、「変わり得る役割」に基づいて周囲のために尽くしていくうちに、自分というものがわからなくなっていました。でも、幼少期から今までの人生を書き出すことで、「世話焼きな自分」「編み物が好きな自分」など、自分の人格が見えてきた気がします。

CASE **4**

本音を言うと涙が出てくることが多かったんですが、本音を言えない原因が親との関係にあるとわかったことで、自分のせいじゃないと思えて気がラクになりました。もちろん今は自分でどうにかするしかないので、親にかけてもらいたかった言葉を自分にかけています。今ではだいぶ本音が言えるようになってきました。

CASE **5**

今まで、すぐ他人の意見に振り回され、NO が言えない人間でした。でもライフストーリーをつくることで、自分の大切にしたい感情や価値観が少しずつ見えてきて、嫌われる勇気が身についた気がします。「自分の軸」ができて、NO や YES がハッキリ言えるようになりました。

まとめ

ライフストーリーをつくるときに、もし嫌な記憶を思い出してつらかったら、途中でやめても大丈夫だよ。大切なのは、自分の感情や経験は「いい・悪い」関係なくすべて大切だと知ること。そうすれば、自分を知ることもだんだん怖くなくなって、自分と仲良くなれるんだ。無理せず、気が向いたときにやってみてね。

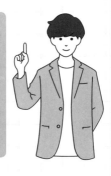

おわりに

　ここまで読んでくれてありがとう。参考になった対策はあったかな？　もしここに書いてある対策がうまくできなくても自分を責めないでね。

　この本を通して一番伝えたいのは、「**ありのままの自分も OK**」と**思えることの大切さ**だよ。でも「ありのままの自分なんて大嫌い！」と思う人も多くいるよね。「こんなダメな自分なんて、消えてしまいたい…」と感じるときもあると思う。

　でも、そんな「自分を責める自分」さえも認めてあげよう。逆に、変わりたくて仕方ないのなら、「変わりたい自分」だっていい。
「自分いじめの呪い」は「悪い」感情ではなくて、本当はあなたを守ろうとしているんだ。「ありのままの自分」を受け入れて、「自分いじめの呪い」と仲良くなることで呪いが解けていくはず。

　心理学では、人間の性格は「遺伝と環境の半々」でつくられると言われているよ。遺伝も幼少期の環境も、自分ではどうしようもないよね。もし自分いじめの呪いに襲われそうになったら、「**それはあなたのせいじゃない**」「**私の感情はすべて大切**」と自分に言い続け**てあげてね**。

　そうすれば、「自分いじめの呪いは、本当は呪いじゃなかった。私を守ってくれてたんだ」と、呪いが解ける日が来るはずだよ。

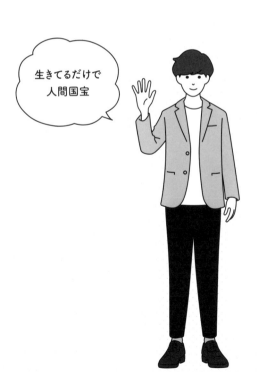

生きてるだけで
人間国宝

参考図書

『脳からストレスを消す技術』（有田秀穂著、サンマーク出版）

『定年認知症にならない脳が冴える新17の習慣』（築山節著、集英社）

『ぐうたらな自分を変える教科書 やる気が出る脳』（加藤俊徳著、すばる舎）

『心のざわざわ・イライラを消すがんばりすぎない休み方 すき間時間で始めるマインドフルネス』（荻野淳也著、文響社）

『精神科医が教える「怒り」を消す技術』（備瀬哲弘著、マキノ出版）

『図解 認知のゆがみを直せば心がラクになる』（福井至・貝谷久宣監修、扶桑社）

『自分の「人間関係がうまくいかない」を治した精神科医の方法』（西脇俊二著、ワニブックス）

『「具体⇔抽象」トレーニング 思考力が飛躍的にアップする29問』（細谷功著、PHP研究所）

『回避性愛着障害 絆が稀薄な人たち』（岡田尊司著、光文社）

『発達×愛着 生きづらさの理由: つながりたくてもつながれない』（石上友梨著、BANAPANA BOOKS）

『「なるほど!」とわかる マンガはじめての嘘の心理学』（ゆうきゆう監修、西東社）

『親切は脳に効く』（デイビッド・ハミルトン著、堀内久美子訳、サンマーク出版）

『Q&Aこころの子育て──誕生から思春期までの48章』（河合隼雄著、朝日新聞社）

『スマホ脳』（アンデシュ・ハンセン著、久山葉子訳、新潮社）

『脳から変えるダメな自分 「やる気」と「自信」を取り戻す』（築山節著、NHK出版）

『ビジネスに活かす脳科学』（萩原一平著、日経BP）

『精神科医の話の聴き方 10のセオリー』（小山文彦著、創元社）

『「月曜日がゆううつ」になったら読む本』（西多昌規著、大和書房）

『不老長寿メソッド 死ぬまで若いは武器になる』（鈴木祐著、かんき出版）

『プレッシャーなんてこわくない 誰でも本番で勝てるメンタル強化術』
（ヘンドリー ウェイジンガー、J・P・ポーリウ=フライ著、髙橋早苗訳、早川書房）

参考論文

正木大貴「承認欲求についての心理 学的考察 —現代の若者とSNSとの関連から—」
https://ci.nii.ac.jp/naid/120006488050

佐藤綾子「人間関係づくりにおける非言語的パフォーマンスの研究」
https://ci.nii.ac.jp/naid/500000202685

Jason S. Moserほか
「Third-person self-talk facilitates emotion regulation without engaging cognitive control: Converging evidence from ERP and fMRI」
https://www.nature.com/articles/s41598-017-04047-3

Britta K. Hölzel ほか
「Mindfulness practice leads to increases in regional brain gray matter density」
https://www.ncbi.nlm.nih.gov/pmc/articles/PMC3004979/

Hidenobu Sumioka ほか「Huggable communication medium decreases cortisol levels」
https://pubmed.ncbi.nlm.nih.gov/24150186/

Alison Wood Brooks
「Get excited: reappraising pre-performance anxiety as excitement」
https://pubmed.ncbi.nlm.nih.gov/24364682/

Guihyun Park ほか「Why Being Bored Might Not Be a Bad Thing after All」
https://journals.aom.org/doi/10.5465/amd.2017.0033

James H. Fowler ほか「Model of genetic variation in human social networks」
https://www.pnas.org/content/106/6/1720.short

Felix R. Day ほか「Elucidating the genetic basis of social interaction and isolation」
https://www.nature.com/articles/s41467-018-04930-1

Hiroshi Nittono ほか
「The Power of Kawaii: Viewing Cute Images Promotes a Careful Behavior and Narrows Attentional Focus」
https://journals.plos.org/plosone/article?id=10.1371/journal.pone.0046362

Jackie Andrade「What Does Doodling do?」
https://www.researchgate.net/publication/227524410_What_Does_Doodling_do

Martin E P Seligman ほか
「Positive psychology progress: Empirical validation of interventions」
https://www.researchgate.net/publication/7701091_Positive_Psychology_Progress_Empirical_Validation_of_Interventions

著者
ココロジー

kusuguru 株式会社が運営する、心のしくみを知ることで人生を豊かにするメンタルケアメディア。すぐに役立つ心理学やメンタル豆知識を Twitter や Instagram にて投稿中。

Twitter ：@Cocologyinfo
Instagram ：@cocology_shin
ホームページ： https://cocology.info

監修
酒井和夫

ストレスケア日比谷クリニック院長。東京大学文学部哲学科を卒業後、医療の道を志し、筑波大学医学部を卒業。1996 年にストレスケア日比谷クリニックを開院。日本精神神経学会精神科専門医・指導医、日本医師会認定産業医。著書に『不眠症の治し方』『新しい脳内薬品とのつきあい方 16 人の心のカルテ』『ボケに効く快老薬品 日本人研究者が発見したボケの進行を遅らせる薬のすべて』など多数ある。

STAFF

ブックデザイン・DTP　佐々木志帆

校　正　調 文明

構　成　久木田みすづ

イラスト　Linustock（ライナストック）

編集協力　まきしむ

営　業　三条 凪

編集長　山﨑 旬

編集担当　吉見 涼

自分いじめの呪いを解く本
毎日がラクになる心のクセづけ40

2021 年 9 月 10 日　初版発行
2022 年 7 月 5 日　　5 版発行

著　者　ココロジー
監　修　酒井和夫
発行者　堀内大示
発　行　株式会社 KADOKAWA
　　　　〒 102-8177　東京都千代田区富士見 2-13-3
　　　　電話 0570-002-301（ナビダイヤル）
印刷所　図書印刷株式会社

お問い合わせ
https://www.kadokawa.co.jp/（「お問い合わせ」へお進みください）
※内容によっては、お答えできない場合があります。
※サポートは日本国内のみとさせていただきます。
※ Japanese text only

定価はカバーに表示してあります。